# 健康中国行 系列丛书

台湾旺文社·授权出版

# 肝病

## 中西医治疗与调养

U0278523

章健 ◎ 著

中国人口出版社
China Population Publishing House
全国百佳出版单位

图书在版编目（CIP）数据

肝病中西医治疗与调养 / 章健著. –– 北京：中国
人口出版社，2016.2
（健康中国行系列丛书）
ISBN 978-7-5101-4131-7

Ⅰ . ①肝… Ⅱ . ①章… Ⅲ . ①肝疾病—防治 Ⅳ.
①R575

中国版本图书馆 CIP 数据核字(2016)第 022655 号

版权登记号：01-2015-7899

## 肝病中西医治疗与调养
### 章健 著

| | | |
|---|---|---|
| 出版发行 | 中国人口出版社 | |
| 印　　刷 | 三河市兴国印务有限公司 | |
| 开　　本 | 880×1230　1/32 | |
| 印　　张 | 6 | |
| 字　　数 | 300 千字 | |
| 版　　次 | 2016 年 2 月第 1 版 | |
| 印　　次 | 2016 年 2 月第 1 次印刷 | |
| 书　　号 | ISBN 978-7-5101-4131-7 | |
| 定　　价 | 24.80 元 | |

| | |
|---|---|
| 社　　长 | 张晓林 |
| 网　　址 | www.rkcbs.net |
| 电子信箱 | rkcbs@126.com |
| 电　　话 | (010) 83519390 |
| 传　　真 | (010) 83519401 |
| 地　　址 | 北京市西城区广安门南街 80 号中加大厦 |
| 邮　　编 | 100054 |

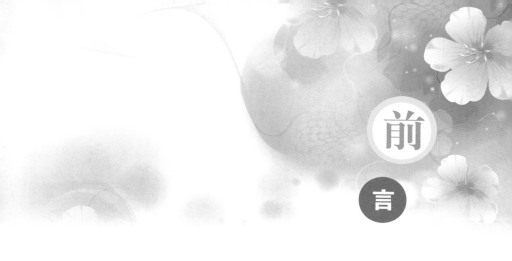

　　肝病的种类很多，有肝炎、肝硬化及肝癌等。在肝炎之中，又可以分为甲型、乙型、丙型、丁型、戊型肝炎及其他类型的肝炎。所有的肝病，都会给人体健康带来极大的危害，另一方面，当肝炎久治不愈后，会逐渐引起肝硬化的发生，而肝硬化的最终结局往往是肝癌。

　　依中国人的健康情况而言，肝炎的发病率长期居高不下，以常见的甲型和乙型肝炎病毒来说，中国人的感染率分别高达 71% 和 59%。换言之，每 100 个人中，平均就有71 人遭到了甲型肝炎病毒的感染；平均有 59 人受到乙型肝炎病毒的感染。毫无疑问，这个数字是十分可怕的！

　　在对各种肝病的防治中，应以肝炎的防治为重点，因为肝炎的发病率高，有传染性，治疗不当会引起肝硬化、肝癌等其他肝病。

　　近年来，医学界对于肝病的治疗效果取得了显著进步，尤其是中医对于肝病的治疗效果，已获得世界各国的认可，逐渐成为肝病治疗中的重要手段。

　　然而，也必须看到，肝病的治疗不是一件容易的事情，无论是用中医还是用西医治疗，都需要患者本人的配合，否则，疗效是难以保证的。这就要求患者对于肝病有一个较为全面的认识，知道在治疗过程中应该注意的一系列问题，并积极、主动地配合医生的治疗。如此方可获得好的疗效，避免肝病的恶化。

非常遗憾的是，很多人由于对肝病知识的了解不够，导致了治疗效果的不理想，迁延为慢性疑难性肝病，甚或引起肝癌的发生。这种情形的出现是令人十分痛惜的。

为此，我们编著了这本《肝病中西医治疗与调养》，目的在于使广大读者全面了解肝病知识；使肝病患者掌握到中、西医治疗肝病的方法，并能正确实行之；使肝病患者学会现今在肝病治疗中备受瞩目的天然疗法。

鉴于肝病的种类繁多，内容复杂，因此本书只介绍中国人最常见的肝炎、肝硬化；对于肝癌，将在本套丛书中的癌症分册中介绍；对于几种少见的肝病，本书将专列一章简要介绍。

概括本书的特点主要包括：语言通俗，内容丰富。力求用浅显易懂的语言文字，全面介绍肝炎、肝硬化的发病原因、机转、症状、诊断、预防、治疗、调养，及患者在饮食起居上应该注意的一系列问题；重点突出了中医疗法与自然疗法，包括经络锻炼法、穴位按摩法、饮食疗法、气功疗法等内容，通过这些内容的介绍，可以使肝病患者在进行药物治疗之余，自己能够有针对性地采用这些没有不良反应的自然疗法，有助于尽快消除病痛之苦；内容翔实可靠。本书的取材不限于作者在临床工作中的经验，更参阅了众多具有权威性的文献，对于存在疑问的一些报道，一概未予选入。

总之，希望读者在阅读本书之后，能够对肝病有一个清晰的认识，并能按照书中的要求去做，尽快地消除肝病，恢复健康。

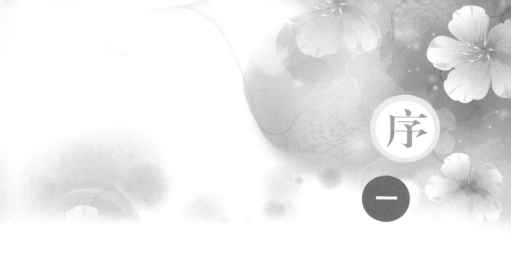

序

一

随着人类社会的发展，经济、生活水平的提高，人们对健康亦已日益关注；世界卫生组织（WHO）提出了21世纪人人享有健康的目标，这已成为世界各国医学界努力的方向。

然而，要达到这一目标的要求是相当困难的，虽然现代医疗技术已取得了长足的进步，医疗水平也在日新月异地发展，但人类所面临的疾病不仅没有减少，反而越来越多，越来越难以治疗，究其原因无外乎以下几种因素：①由于生活水准的提高，人们的饮食结构发生了极大变化，食肉多而食蔬菜少，人们往往进食了超出身体所需要的热量，由此带来的结果是所谓"文明病"的泛滥，如糖尿病、高血压、冠心病等，这些疾病均与饮食因素关系密切；②由于工业的发展，人类所生活的环境已受到极大污染，工业废气、废水及汽车废气等，使现在的人们难以呼吸到新鲜的空气；加上农药的大量使用，使得人体所受到的毒害远胜于昔，这种情况导致的疾病如癌症、哮喘等越来越多；③由于现代社会生活节奏加快，人际关系复杂，人们所承受的思想压力极其沉重，由此而造成人们精神上的紧张，亦可以引起一系列疑难杂症，如性功能障碍、更年期障碍综合征等，均与精神因素有关；④一些较为"传统"的疾病如肝病、胃病、肾病等，往往是由于病毒、病菌感染所致，这些疾病并未过多受益于现代医学的发展，因为迄今为止人类尚未发明能杀死病毒的药物。而一些抗菌药已产生抗药性。

以上这些因素并非孤立存在的，它们往往并存，相互促进，由此而导致现代社会各种疾病的层出不穷。

现代社会的疾病不仅多，而且难治，这已是众所皆知的事实，原因亦不难理解，因为现代社会的致病因素如饮食、环境污染、精神因素等，往往是日积月累之下导致人体疾病产生的，因而这些疾病往往具有慢性化的特征，一旦发病之后，身体器官往往已产生了极大的损害，要想完全恢复健康，决非是一朝一夕之事。这就如同古人所说的"病来如山倒，病去如抽丝"，因此，在现代社会中，要想获得健康、祛除疾病，仅靠医生的治疗是远远不够的，还需要患者对相关疾病知识有必要的了解，以便于患者在漫长的治疗康复过程中，既能配合医生的治疗，同时也能够进行自我监护、自我调养乃至于自我治疗。

本丛书的作者正是基于上述考虑，选择了危害人类健康的多种疾病，每一病种编辑一册，从疾病的发生、机转与预防，到中西医的检查与治疗；从各种行之有效的自然疗法，到各种疾病的自我调养，均作了详尽介绍。尤为可贵的是，这套丛书以广大普通人群所能接受的语言文字，把原本深奥、复杂的医学理论通俗化，使一般非医学专业人士从中既可了解到医学知识，又能利用其中所提供的方法来预防、治疗疾病，作者之用心可谓良苦。

这套丛书科学规范，有理有据，集科学性、实用性、通俗性于一身，是近年来不多见的医学普及性读物。鉴于各位作者均从事于繁忙的临床医疗及科研工作，能于百忙之中抽出时间编著这样一套丛书贡献于世，可谓善举。

作者是毕业于北京中医药大学的研究生，勤奋好学、学风严谨、品学兼优，与我师生多年，勤奋好学、学风严谨、品学兼优。他们从事于临床医疗工作后仍保持着兢兢业业的优良作风，孜孜不倦地为广大患者排忧解难，实属难能可贵。作为老一辈的医学工作者，看到这样一套高品质的著作造福人群，心中万分喜悦，愿以作序，并祝他们在今后的人生中，为人类的健康做出更大的贡献。

北京中医药大学原研究生部部长
北京中医药大学原各家学说教研室主任
博士导师　鲁兆麟　教授

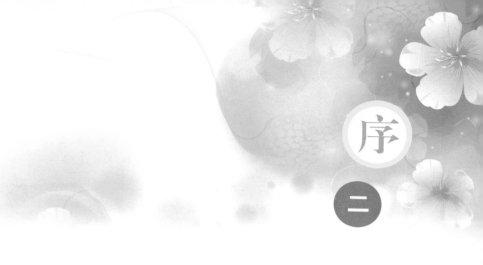

序二

医学科学的发展与进步，带给世人有目共睹的巨大成就，以往常见的瘟疫、霍乱、伤寒、天花、肺结核、血吸虫病等疾患，随着现代抗菌药、疫苗及其他化学药品的发明，已纷纷被人类所征服，现在已较少出现，也不再是主要死亡原因。

但医学的进步毕竟是有限的，在一些疾病被克制的同时，现代仍有相当多，甚至更多的疾病在困扰着广大人群，且较以往的疾病更加难以治疗，如本套丛书所介绍的疾病，基本上属于现代社会的多发病、疑难病，现代医学迄今还没有太好的治疗手段。探究这些疾病为什么难治，我想与现代社会不同于以往的结构有关，这些疾病与现代社会中的环境污染、饮食欧化、精神紧张、运动过少等因素关系密切，很多疾病是在上述因素的综合作用下而产生的，病理机制十分复杂，治疗所涉及的层面亦相当广泛。

鉴于现代医学对一些现代疾病的治疗乏力，国内医学界很自然地将目光投向具有几千年历史的中医中药，经过几十年研究与运用，形成了独具中国特色的中西医结合疗法，并获得了极高的治疗效果。

所以，我十分欣喜地看到这套丛书的问世，它以一病一册的方式详尽介绍了现代社会常见疾病的有关知识，既有疾病的基本原理，又有中西医的诊断与治疗；既包括患者自己可以施行的自然疗法，又指出了患者在疾病调养与康复中所应遵循的原则、方法及注意事项等。全书内容丰富，语言通俗，所载治疗、调养方法翔实可靠。相信这套丛书的出版将给那些深受疾病困扰的患者带来惊喜与希望。各位作者均为高学历的医学专门人才，能在繁忙的临床工作之余，为广大民众编著这么一套健康自助性丛书，实属可敬。我已先睹为快，并乐而为之序。

中西医结合专家

北京中医药大学教授

黄作福

# 目录

CONTENTS

**第一章　肝病的基础知识** ·························· **1**

第一节　肝脏的构架与功能 ················· 2

一、肝脏是人体最大的实质性脏器 ·············· 2

二、肝脏：人体的化工厂 ·············· 2

第二节　肝病的种类与病因 ················· 3

一、肝炎的概念与病因 ·············· 4

二、肝硬化的概念与病因 ·············· 5

三、其他肝病的简单介绍 ·············· 7

第三节　肝病的症状与诊断 ················· 13

一、肝炎的症状 ·············· 13

二、肝炎的诊断 ·············· 14

三、肝硬化的症状 ·············· 17

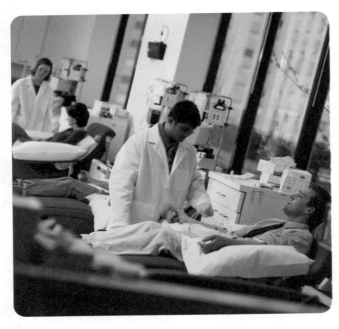

第四节　肝病的发展趋向 ………………………… 21

一、肝炎的发展趋向 ………………………… 22

二、肝硬化的发展趋向 ……………………… 27

# 第二章　肝病的预防 ………………………… 29

第一节　肝炎的预防 ………………………………… 30

一、甲型肝炎的预防 ………………………… 30

二、乙型肝炎的预防 ………………………… 31

三、其他几种肝炎的预防 …………………… 31

四、服用中草药预防肝炎 …………………… 32

第二节　肝硬化的预防 ……………………… 33

## 第三章　肝病的西医治疗 …………………………… 35

第一节　肝炎的西医治疗 ………………………………… 36

　　一、急性肝炎 …………………………………………… 36

　　二、慢性肝炎 …………………………………………… 37

　　三、西医治疗慢性活动性肝炎使用的药物 ……… 38

　　四、猛爆性肝炎 ………………………………………… 41

第二节　肝硬化的西医治疗 …………………………… 42

　　一、一般治疗 …………………………………………… 42

　　二、药物治疗 …………………………………………… 43

　　三、对肝硬化腹水的治疗 …………………………… 43

　　四、对肝硬化上消化道出血的治疗 ……………… 45

## 第四章　肝病的中医治疗 …………………………… 47

第一节　中医对肝病的认识 …………………………… 48

第二节　肝病的中医辨证治疗 ………………………… 49

　　肝病的辨证与施治 …………………………………… 50

第三节　名医治疗肝炎、肝硬化的方法 …………… 56

第四节　常用于治疗肝病的单方、验方 …………… 56

　　治疗肝病常用的单方、验方 ……………………… 58

第五节　肝炎、肝硬化中药外治法 ………………… 64

　　一、吹鼻法 …………………………………………… 66

　　二、发泡法 …………………………………………… 66

　　三、湿敷法 …………………………………………… 67

四、敷脐法 ·································· 67

五、涂搽法 ·································· 69

六、敷贴法 ·································· 69

第六节　中药、西药合用治疗肝病及注意事项 ····· 70

一、中西药合用的可能性 ················ 71

二、中西药合用治疗肝病的规律 ········· 71

# 第五章　肝病的其他疗法 ·················· 77

第一节　自然疗法的概念及对肝病的疗效 ········· 78

一、自然疗法是没有任何毒副作用的疗法 ········ 78

二、其他疗法是肝病患者康复的重要方法 ········ 80

三、其他疗法在肝病治疗时应注意的事项 ········ 80

第二节　饮食疗法 ·································· 81

一、肝炎患者的饮食改变及其应对 ············· 82

二、肝炎患者的饮食中应注意的问题 ··········· 84

三、肝病宜经常食用的单味食物介绍 ··········· 88

四、肝病患者常用药膳介绍 ·················· 91

第三节　经络锻炼法 ······························ 97

一、选择合适的经络 ························ 98

二、治疗肝病的经络锻炼方法 ··············· 98

第四节　穴位按摩法 ····························· 102

一、治疗肝病常用穴位定位 ················· 102

二、穴位按摩治疗肝病的方法 ··············· 103

第五节　针灸疗法 ································· 104

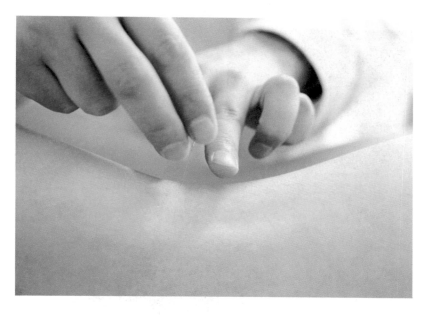

一、湿热郁蒸 ………………………………… 106

二、肝胃不和 ………………………………… 106

三、肝肾阴虚 ………………………………… 106

四、淤血停积 ………………………………… 108

第六节　气功疗法 ………………………………… 109

一、练功前应注意的地方 ………………… 109

二、治疗肝病的几种常用功法 …………… 110

第七节　古人留给我们的运动四宝 …………… 115

一、五禽戏 ………………………………… 115

二、八段锦 ………………………………… 116

三、易筋操 ………………………………… 116

四、太极拳 ………………………………… 117

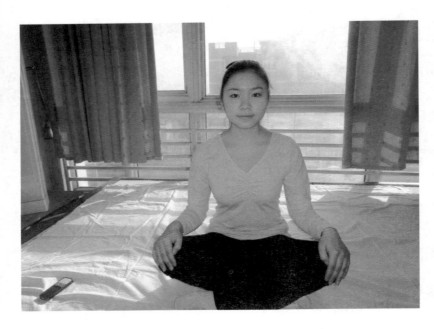

第八节 气候疗法 ………………………………… 118

　　一、常用气候介绍 ……………………………… 118

　　二、应用气候治疗肝病的方法 ……………… 119

## 第六章　肝病患者的饮食起居 …………… 123

第一节 肝病的饮食调养 ………………………… 124

　　一、肝病（肝炎肝硬化）所需营养成分 ……… 124

　　二、肝病（肝炎肝硬化）的饮食调养原则 …… 126

第二节 肝病患者的情志调节 ………………… 128

第三节 肝病患者的婚育与性生活 …………… 129

　　一、肝病患者的婚育 …………………………… 129

　　二、肝病患者的性生活 ………………………… 129

第四节　肝病患者日常生活的忌宜 …………………… 131

　一、对肝病康复有利的生活习惯 ……………… 131

　二、对肝病康复不利的生活习惯 ……………… 133

第五节　肝病患者的休息 …………………………… 135

第六节　肝病患者的体育锻炼 ……………………… 137

　肝病患者体育锻炼的方法及注意事项 ………… 137

第七节　肝炎病毒污染过的物品的消毒 …………… 139

第八节　对肝病病情的自我评价 …………………… 140

**第七章　脂肪肝的治疗与调养** …………… **143**

　一、脂肪肝是如何形成的 ………………………… 144

　二、脂肪肝的类型 ………………………………… 144

　三、脂肪肝的临床表现 …………………………… 145

　四、脂肪肝对身体的影响 ………………………… 146

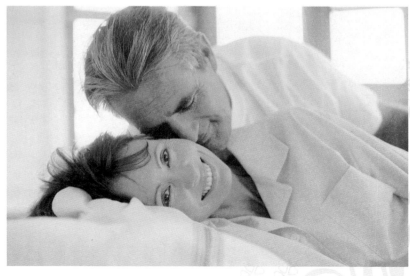

五、脂肪肝的西医治疗 ················· 148

六、脂肪肝的中医治疗 ················· 150

七、脂肪肝的调养 ······················· 151

## 第八章　迈向健康快乐的人生 ············· 153

第一节　对肝病的常见误解与对策 ············· 155

第二节　肝病防护知识问答 ················· 157

第三节　结束语 ····················· 173

# 第一章

# 肝病的基础知识

　　了解并掌握肝病的基础知识，是正确防治肝病的第一步，也是一个基本要求。肝病的基础知识包括：肝脏是个什么样的脏器？它有什么功能？肝病的种类与病因是什么？以及肝病的症状、诊断及发展趋势如何？了解这些基础知识不仅是患者的需要，即便是健康人，也应加以注意。

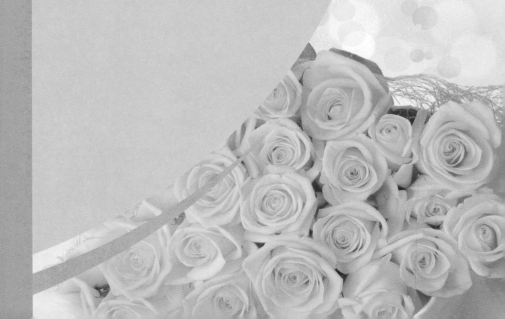

了解并掌握肝病的基础知识，是正确防治肝病的第一步，也是一个基本要求。肝病的基础知识包括：肝脏是个什么样的脏器？它有什么功能？肝病的种类与病因是什么？以及肝病的症状、诊断及发展趋势如何？了解这些基础知识不仅是患者的需要，即便是健康人，也应加以注意。

只有在了解肝病基础知识的基础上，读者才能在肝病的防治中更加主动，这就如同《孙子兵法》中所说的，"知己知彼，百战不殆"。所以，希望读者千万不要忽视这些基础知识。

# 第一节　肝脏的构架与功能

## 一、肝脏是人体最大的实质性脏器

一般说来，读者对于肝脏的外观并不陌生，人们常吃的猪肝形状与人类的肝脏极为相似。

肝脏位于人体右上腹腔中，外形是不规则的楔形，外观呈红褐色，质软而脆。在正常情况下，健康成年人的肝脏从右肋下缘是摸不到或刚可触及的。

## 二、肝脏：人体的化工厂

有些医学常识的人都知道，肝脏被视为消化系统的一部分，是人体最重要的消化器官之一。

人体对糖类的代谢必须在肝脏的参与下，才有可能实现。

其实，食物中所含有的脂肪、蛋白质等物质，都需要肝脏的帮助，才有可能被人体消化、吸收、利用。众所周知，肝细胞可以分泌胆汁，并将胆汁贮藏在胆囊中，当胃肠道中出现脂肪类食物时，胆囊会将胆汁排入肠道，帮助脂肪的消化。

肝脏还具有很多其他重要功能，而这些功能对于生命的存在，同样是不可或缺的。这些功能包括：

肝脏有造血的功能：在胚胎时期的肝脏具有造血功能，正常人的肝脏一般不参与造血，但仍具有这种潜在能力，在某些病例状态下，肝可以恢复一定的造血功能。

肝脏同时还承担着激素代谢的作用：正常情况下血液中各种激素都保持一定的含量，多余的经肝脏处理失去活性。

肝脏具有极强的再生和恢复能力。若将肝脏切掉一半，或者当受到严重的创伤，残留的正常肝细胞仍然能够从事正常的工作。但40岁以后，肝脏的再生能力就会减弱，这与机体的代谢能力是一致的。

# 第二节 肝病的种类与病因

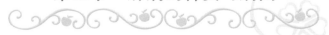

肝脏是人体极为重要的脏器，而肝病的种类也相当多这里主要向读者详细介绍肝病中最多见的两大类：肝炎和肝硬化。这两类肝病不仅危害大，而且在国内的发病率都极高，如果治疗调养不当，则有可能演变成令人谈虎色变的肝癌。除肝炎、肝硬化之外的肝病，会略有提及，但不做过多介绍。而肝癌则将在本套丛书的《癌症中西医治疗与调养》分册中详细介绍。

## 一、肝炎的概念与病因

### (一) 肝炎是一种传染性极强的疾病

所谓肝炎，即肝脏发生了炎症。

可以引起肝炎的原因有许多，医学上根据引起肝炎的原因之不同，将肝炎分为不同的类型。例如，有一些毒物（像砒霜），或是药物（像苯巴比妥、消炎痛）可以引起肝脏发炎，这种肝炎一

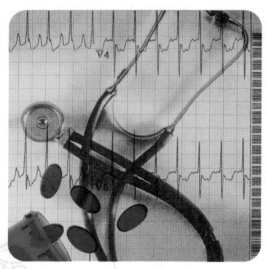

般被称为中毒性肝炎或药物中毒性肝炎。如果肝炎是由细菌引起的，则称为细菌性肝炎；如果肝炎是由阿米巴原虫（一种微生物）所引起的，则称为阿米巴肝炎；如果肝炎是由病毒所引起的，则称为病毒性肝炎。

我们通常所说的肝炎以及本书所要论及的肝炎，指的就是由病毒感染所导致的病毒性肝炎。病毒性肝炎极为常见，是由多种肝炎病毒所引起的传染性疾病，发病率很高，病程一般比较漫长，对人类健康的危害极大。

### (二) 由病毒感染所致肝炎

迄今为止，人类已经发现了甲、乙、丙、丁、戊五种类型的肝炎病毒，并分别将这些病毒感染所致肝炎称为甲型肝炎、乙型

肝炎、丙型肝炎、丁型肝炎和戊型肝炎。

肝炎之所以具有极强的传染性，是由肝炎病毒的特点决定的。肝炎病毒易传染并造成肝炎广为流行的原因是：

1. 肝炎病毒的生命力强。例如，甲型肝炎病毒在60℃温度下可以存活几十分钟；在-20℃的低温下，可以存活一年半，当其存于血清中时，很难被一般的消毒剂杀灭。其他几种肝炎病毒也都有此特点。

2. 肝炎病毒的传播方式主要是通过食物传染及体液传染。这一特点造成那些卫生条件差、居住条件拥挤以及不注意个人卫生的人群，特别容易发生肝炎病毒的感染与流行。除了食物传染之外，肝炎病毒还可以通过各种体液进行传播，如血液、唾液、月经、精液、乳汁、阴道分泌物等。

由于肝炎病毒的特点，使得肝炎的传染性很强，容易爆发大流行。

尤其值得注意的是，中国人的饮食习惯一般以中餐为主，大多是与家人或亲友在一起用餐，同时中餐的特点又是共享菜肴，很容易造成病毒的感染。

## 二、肝硬化的概念与病因

### （一）肝硬化是一种严重的慢性肝病

顾名思义，肝硬化是指肝脏发生硬化性病变，这是一种常见的慢性、进行性肝脏疾病。如果不采取治疗措施，肝硬化的程度会越来越重。

随着肝硬化发展的同时，肝脏的功能会受到极大的影响，进而导致人体各个系统都受到连累。在肝硬化发展的晚期，患者常常出现消化道出血、昏迷、继发感染等，而肝癌患者中有很多就是由肝硬化演变而来的。

　　肝硬化之所以具有如此严重的危害，主要基于肝脏对人体的重要性。由于肝脏具有代谢、分泌、免疫、合成蛋白质、解毒等一系列重要的生理功能，所以当肝脏由于硬化而无法彻底完成这些任务时，自然会导致一系列严重问题。

### （二）肝硬化的发病原因

　　引起肝脏硬化的病因有多种，就我国肝硬化的情况而言，主要以病毒性肝炎久治不愈，逐渐纤微化导致肝硬化最为多见。在国外，尤其是欧美发达国家，肝硬化主要是由于饮酒过多所致，一般称其为酒精性肝硬化。以下向读者介绍各种引起肝硬化的原因：

　　1. 病毒性肝炎：主要是乙型病毒性肝炎，其次为丙型病毒性肝炎。

　　2. 酒精中毒：长期大量酗酒也是引起肝硬化的主要原因之一。

　　3. 工业毒物或药物：如果一个人长期、反复接触某些化学毒物，如四氯化碳、磷、砷等，可引起中毒性肝炎，并最终形成肝硬化。另外，长期服用某些药物，如辛可芬、甲基多巴、四环素等，可引起药物中毒性肝炎或慢性活动性肝炎，最终也可导致肝硬化。其原因在于这些化学毒物或药物，都具有比较严重的肝损害作用。

　　4. 胆汁瘀积：胆汁由肝细胞分泌后，必须迅速地运送到胆囊中贮存起来。如果胆道堵塞继而使胆汁瘀积于肝脏中，会对肝细胞产生很大的毒性作用，可使肝细胞发生变性、坏死，久而久之则发展为肝硬化，此种肝硬化被称为"胆汁性肝硬化"。

　　5. 血液循环障碍：肝脏中含有极为丰富的血管，如果肝脏的血液循环长期瘀滞，最终会演变为淤血性肝硬化。常见引起肝血瘀滞的疾病包括慢性心脏衰竭、心包炎、肝静脉阻塞等。

6. 肠道感染或炎症：一些肠道炎症常引起消化、吸收和营养障碍，以及一些微生物在肠道内产生毒素，经血液循环到达肝脏，可引起肝细胞变性、坏死，发展为肝硬化。

7. 代谢紊乱：由于遗传缺陷或先天缺陷，致使某些物质因代谢障碍而沉积于肝脏，逐渐形成肝硬化。

8. 营养失调：动物实验证实，食物中长期缺乏蛋白质、B 族维生素、维生素 E 和抗脂肝物质（如胆碱）等，会引起肝细胞坏死、脂肪肝，甚至形成营养不良性肝硬化。长期营养失调会降低肝脏对其他致病因素的抵抗力，成为产生肝硬化的诱因。

9. 血吸虫病：现已较少出现因血吸虫而致的肝硬化。

10. 原因不明的因素：在临床上，有些肝硬化患者的发病原因不明确，一时难以肯定，通常称之为"隐原性肝硬化"。

在上述 10 种可引起肝硬化的原因中，病毒性肝炎及酒精中毒最值得大家重视，虽然中国人肝硬化的原因主要以病毒性肝炎为主，但酒精中毒性肝硬化也并不少见，并有逐年增多的趋势。现在有许多人嗜饮烈酒，尤其是在朋友聚会或工作应酬时，往往要豪饮一番，这是值得注意的一个问题。

## 三、其他肝病的简单介绍

### （一）肝脓肿

肝脓肿是现在比较少见的肝病，在过去卫生条件低下时，肝脓肿还是很多的。所谓肝脓肿，就是肝脏发生化脓、胀肿的意思。之所以会发生化脓和肿胀，是因为肝脏被感染之故。根据感染肝脏形成肝脓肿的原因，可以将肝脓肿分为两种，分别称为阿米巴肝脓肿和细菌性肝脓肿。

（二）脂肪肝

脂肪肝是指由于各种原因引起的肝细胞内脂肪堆积过多的病变。脂肪肝是脂肪在肝脏内异常蓄积的病理性状态，多发于肥胖、长期饮酒、血糖及血脂偏高者。脂肪肝病正严重威胁我国人民的健康，成为仅次于病毒性肝炎的第二大肝病，是肝纤维化和肝硬化重要的前期病变之一，已被公认为隐蔽性肝硬化的常见原因。

脂肪肝是一种常见的临床现象，而不是一种独立的疾病。临床表现轻者无症状，重者病情凶猛。一般而言，脂肪肝属于可逆性疾病，早期诊断并及时治疗可恢复正常。糖尿病性脂肪肝患者多数出现肝脏肿大。

轻度脂肪肝的症状不明显，虽然脂肪肝常常被认为是良性病变，但是大家对脂肪肝千万不能掉以轻心。因为严重的脂肪肝会导致发生肝功能减退，对其他致病因子的抵抗力下降。

不同病因所致脂肪性肝病，其病程和预后有所不同。非酒精性脂肪肝病程相对较长，一般呈良性，但有 30% 左右病例会发展

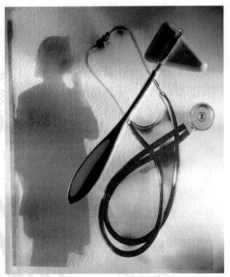

成脂肪性肝炎，酒精性脂肪肝如能戒酒，预后也良好，在 1 月或数月后肝内脂肪可逐渐消退，但是如果持续饮酒，可在数年内出现肝硬化，如得不到有效治疗，脂肪肝纤维化的发生率高达 25%，1.5%~8.0% 的患者可进展为肝硬化。一旦发展为肝硬化，其预后与一般的肝硬化相同。

脂肪肝本身与肝癌并无直接关系，但脂肪肝的病因之一（酒精）及其所致的肝硬化与肝癌有一定的关系。据西方国家统计，脂肪性肝病可使 50 岁以下患者的寿命缩短 4 年，使 50 岁以上患者的寿命缩短 10 年。一旦查出脂肪肝应及时进行防治并严格控制饮食结构。

> **爱　心　提　示**
>
> 　　虽然绝大多数的脂肪肝是可逆的，但也不可掉以轻心，因为脂肪肝可提示肝毒素作用、代谢紊乱以及未知疾病的存在。

（三）肝性脑病

1. 发病原因：引起肝性脑病的原发病有重症病毒性肝炎、重症中毒性肝炎、药物性肝病、妊娠期急性脂肪肝、各型肝硬化、门体静脉分流术后、原发性肝癌以及其他弥漫性肝病的终末期，而以肝硬化患者发生肝性脑病最多见，约占 70%。诱发肝性脑病的因素很多，如上消化道出血、高蛋白饮食、大量排钾利尿、放腹水，使用安眠、镇静、麻醉药，便秘、尿毒症、感染或手术创伤等。这些因素大体都是通过：

（1）使神经毒质产生增多或提高神经毒质的毒性效应。

（2）提高脑组织对各种毒性物质的敏感性。

（3）增加血—脑脊液屏障的通透性而诱发脑病。

2. 临床表现：其临床表现因肝病的类型、肝细胞损害的程度、起病的急缓以及诱因的不同而有所差异。由于导致肝性脑病的基础疾病不同，其临床表现也比较复杂、多变，早期症状的变异性是本病的特点。但也有其共性的表现，即反映为神经精神症状及体征。既有原发肝脏基础疾病的表现，又有其特有的临床表现，一般表现为性格、行为、智能改变和意识障碍。现主要就其脑病的临床表现分类简述如下：

（1）起病：急性肝性脑病起病急骤，可迅速进入昏迷，多在黄疸出现后发生昏迷。慢性肝性脑病起病隐匿或渐起，起初常不易发现，易误诊和漏诊。

（2）性格改变：常是本病最早出现的症状，主要是原属外向型性格者表现为抑郁，而原属内向型性格者表现为欣快多语。

（3）行为改变：最初可能仅限于一些"不拘小节"的行为，如乱写乱画，乱洒水，乱吐痰，乱扔纸屑、烟头，乱摸乱寻，随地便溺，房间内的桌椅随意乱拖乱放等毫无意义的动作。

（4）睡眠习惯改变：常表现为睡眠倒错，常预示肝性脑病即将来临。

（5）肝臭的出现：由于肝功能衰竭，机体内含硫氨基酸代谢中间产物经肺呼出或经皮肤散发出的一种特征性气味，此气味有称烂苹果味、大蒜味、鱼腥味等。

（6）扑翼样震颤：肝性脑病最具特征性的神经系统体征，具有早期诊断意义。患者伸出前臂，展开五指，或腕部过度伸展并固定不动时，患者掌指及腕关节可出现快速的屈曲及伸展运动，每秒钟常可出现 1~2 次，也有达每秒钟 5~9 次者，且常伴有手指的侧位动作。

（7）视力障碍：此症状并不常见。

（8）智能障碍：随着病情的进展，患者的智能发生改变，也是早期鉴别肝性脑病简单、可靠的方法。

（9）意识障碍：继智能障碍后即出现比较明显的意识障碍。

而肝脑变性型肝性脑病主要临床表现为：智力减退、构音困难、记忆下降、思维迟钝、共济失调、震颤强直、痉挛性截瘫（肝性脊髓病）等，但无明显意识障碍。

（四）肝血管瘤

肝血管瘤中多见的是肝海绵状血管瘤，多为先天性血管发育异常所致。肝血管瘤是一种常见的肝脏良性肿瘤，包括硬化性血管瘤，血管内皮细胞瘤，毛细血管瘤和海绵状血管瘤，以海绵状血管瘤最多见。肝血管瘤一般无症状，多在体格检查，B 型超声波等检查中发现。肝血管瘤常呈多发性，成年人后一般不继续生长，对健康并无妨碍，亦不会癌变。所以不必治疗，在生活中亦无特别需要注意就行了。巨大的肝血管瘤影响血液循环，直径大于 5 厘米者为巨大肝血管瘤，该型血管瘤有潜在破裂出血的危险，须进行必要的治疗。

我们一般所谓的肝血管瘤就是指海绵状血管瘤。它可发生于任何年龄但多数发现于成年人，多见于 30~60 岁年龄段，女性多于男性，以前认为单个居多，自从超声显像技术问世以来，所观察到的常为多个。肝左右叶均可发生，以右叶较多见。

肝血管瘤患者要注意以下事项：

（1）肝海绵状血管瘤大多为先天性疾病，有单个的，也有多个的。对人体健康一般没有什么影响，患者不必紧张。

（2）过大的血管瘤有压迫肝脏或周围器官的，或影响血液循环的，应该做手术切除。没有这些情况则不必做手术切除，基本上不需要治疗。较小的多发性肝血管瘤在做 B 超或 CT 检查时会时多时少，这是因为检查仪器灵敏度的限制或检查者的仔细程序不一所致。少一个不一定是好，多一个也不一定是坏。

（3）关键在于确诊，如果已经肯定是血管瘤，那么只需要定期复查一次就可以了。例如，可以半年或一年复查一次。

（4）可以正常工作，也可以运动，一般来讲在生活上没有什么需要特别注意的地方，除非过大的血管瘤要当心不要受到外伤或挤压，以致把它弄破。肝海绵状血管瘤不会变癌。

（五）肝包虫病

肝包虫病是畜牧地区常见的寄生虫病，大多数是犬绦虫的蚴侵入并寄生在人体肝脏所引起的单房性包事囊肿。多流行于我国畜牧业发达的地区，如新疆、青海、宁夏、甘肃、内蒙古、西藏和四川西部等省、自治区。

1. 病因病理：犬绦虫寄生在狗的小肠内，随粪便排出的虫卵常黏附在狗、羊的毛上，人吞食被虫卵污染的食物后，即被感染。虫卵经肠内消化液作用，蚴脱壳而出，穿过肠黏膜。进入门静脉系统，大部分被阻留于肝脏内（约75%），尤其是右半肝内，少数可随血循环散布到肺（占15%左右）、脑、肾、脾、眼眶、肌肉等部位。蚴在体内经3周，便发育为包虫囊。包虫囊肿在肝内遂渐长大，依所在部位引起邻近脏器的压迫症状，并可发生感染、破裂播散及空腔脏器阻塞等并发症。

2. 临床表现：除了发现上腹包块\上腹部胀满感，有饱胀感，肝区不适、隐痛外，常见的情况是各种并发症，如因过敏反应而有皮肤搔痒，荨麻疹，呼吸困难，咳嗽、发绀、呕吐、腹痛。囊肿的继发性感染是很常见的症状，表现为细菌性肝脓肿，囊肿破入腹腔，则产生剧烈腹痛，引起急性腹膜炎；由于囊液

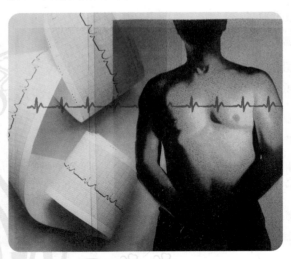

内所含毒白蛋白，常会导致过敏、重者休克；破入胸腔引起严重的呼吸困难及循环紊乱，并形成支气管瘘，痰中带粉皮样物；破入胆道引起胆道驵塞及化脓性胆管炎；破入心包可致心包填塞，囊肿破入胸腹腔，常引起过敏性休克，如果感染的襄肿向周围穿破可引起肝横膈胸膜瘘或支气管胆瘘严重的复杂情况。

# 第三节　肝病的症状与诊断

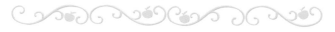

## 一、肝炎的症状

### （一）临床上对肝炎的分型

事实上，将肝炎分为急性与慢性，是当前临床工作中最主要的分型方法。将肝炎分成甲、乙、丙、丁、戊五型也具有很多重要意义，在肝炎的发展趋势上，五型肝炎有许多不同之处，而在治疗上，也有一定的区分。

### （二）肝炎的症状

以下分别向读者介绍急性肝炎的症状和慢性肝炎的症状。

1.急性肝炎：眼睛发黄、指甲发黄、皮肤发黄、尿发黄等，一般将其称为黄疸。其实，也有无黄疸型肝炎，而有发黄症状的肝炎则被称为黄疸型肝炎。

如果是急性无黄疸型肝炎，其主要症状包括：近期内突发乏力、厌食、恶心、厌油腻、腹胀；右上腹肝脏区不适，有压痛；舌苔厚腻（或为黄苔或白苔）。

如果是急性有黄疸型肝炎，症状会非常明显，除了上述所有症状之外，还会全身发黄。

无论是有黄疸还是无黄疸，急性肝炎患者都会有畏寒、发热的症状；绝大多数患者会感到精神困倦、想睡觉，但似乎怎么睡也睡不够。

2. 慢性肝炎：慢性肝炎实际上也分为两种，分别称为：慢性迁延性肝炎和慢性活动性肝炎。

慢性迁延性肝炎一般是指曾经被确诊为肝炎或被怀疑患有肝炎，病程超过半年尚未痊愈的患者。临床上无症状，有的则是经常、反复地出现疲倦乏力、肝区疼痛、胃口不佳、腹胀等；用手触摸右肋下缘常可发现肝肿大，按压会有疼痛。

慢性活动性肝炎是指以前曾患有肝炎，病程超过一年，而不时出现明显的肝炎症状，如乏力、食欲不振、腹胀、大便稀溏、肝区痛等，还能反复出现程度较轻的黄疸；另外，患者后期进入肝硬变时常出现性功能减退；用手触摸右肋下缘，可发现肝脏肿大，并有中等程度的硬化；手掌上常常出现红色蜘蛛状的血管网，或是手掌呈现异常的红色；面容晦滞。

由上述症状仅可提示患者有可能患上了急性肝炎或是慢性肝炎，但要想知道患者所患的肝炎是甲型、乙型还是其他类型，乃至于是慢性肝炎中的迁延性还是活动性，则必须通过进一步的仪器检查、肝功能测定和血液化验，如此方可确诊所患肝炎的本质，并为临床治疗提供参考。

## 二、肝炎的诊断

要明确诊断一个人是否患上肝炎，还必须在医院中进行一系列专门检查。

（一）肝功能测定及意义

肝功能的检查需要抽取人体少量血液，一般是在早晨未进餐前抽取，然后再化验血液中的一些生化指标，通过这些指标数值的变化，来判断肝功能是否正常。

肝功能测定的常用指标及意义如下：

1. 胆红素：当肝脏有病时，血液中的胆红素含量升高。肝细胞有损伤。

胆红素含量越高，持续时间越长，说明肝细胞的损伤程度越重。

如果在疾病过程中，血液中胆红素骤然增高，往往预示着病情恶化。

慢性迁延性肝炎患者，胆红素浓度大多数正常，仅有少数患者有轻微程度的升高。

2. 丙酮酸转氨酶：丙酮酸转氨酶是肝功能测定时最常用的指标之一，读者或许在化验单上看到过 SGPT 这个项目，SGPT 就是丙酮酸转氨酶的英文缩写。

当肝细胞发生损伤时，丙酮酸转氨酶就会被释放到血液中，使血液中的丙酮酸转氨酶浓度升高；而肝病好转时，丙酮酸转氨酶的浓度也随之下降。

**爱 心 提 示**

一般来说，正常人的血液中丙酮酸转氨酶的浓度为 4~40 个单位，如果浓度高于这个标准，往往说明急性肝炎正在发作。慢性肝炎、肝硬化患者的 SGPT 往往不高。

3. 草醋酸转氨酶（SGOT-AST）：草醋酸转氨酶也是肝功能测定中最常用的指标之一，正常值为 4~50 个单位，如果超过这个数

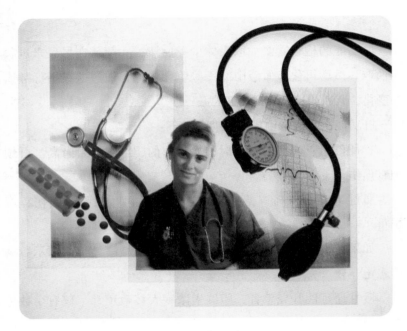

值，往往是因为慢性肝炎、肝硬化所致。

另外，草醋酸转氨酶与丙酮酸转氨酶的比值（SGOT/SGPT），也有助于帮助诊断肝炎及其预后。正常情况下这个比值应小于1，若这个比值大于1，则说明肝脏损害较为严重，肝炎可能正处于发作期。

4.血浆蛋白：肝脏是制造血液中蛋白质的主要场所。当肝炎发生时，血液检查就会发现白蛋白降低、球蛋白增多，两者的比例发生失常，甚至球蛋白比白蛋白还要多（称为白球比例倒置），这时往往容易产生腹水和肢体浮肿。此外，白球比例倒置也是肝硬化的一个重要标志。

---

**爱 心 提 示**

　　肝功能检查不仅是诊断肝炎的必备检查，而且是一切肝病的必备检查，包括肝硬化及其他肝病，也常常需要检查患者的肝功能，以判断病情的进展情况。

---

（二）病原学检查

肝炎的病原学检查，对于了解肝炎是由何种病毒所引起，以及肝炎的病情与发展趋向，是必不可少的。

要确定肝炎发病的确切病因，即由哪种肝炎病毒引起的，可以有两种方法：

1. 查找抗原：最好是能够在患者的血液中检测到病毒，根据各型病毒的不同特征，以判断究竟是由于何种病毒所引起的肝炎。在医学上，把查找病毒的过程叫查找抗原。所谓抗原，是与上文所说的抗体相对应的，两者都是免疫学上的词汇。

2. 确定病毒的种类：除了可以通过查找抗原来确定肝炎病毒的种类外，还可以通过查找血液中的抗体，来确定病毒的种类。

## 三、肝硬化的症状

（一）肝硬化的早期症状

肝硬化的发病过程与进展过程一般都比较缓慢，病情具有相当的隐匿性。这就造成了肝硬化早期诊断上的困扰。

在肝硬化早期，虽然已有一部分肝脏发生硬化，但由于肝脏具有强大的代偿功能，所以，患者表现出的症状也比较轻微，缺乏特异性，换言之，此时的症状既可以是由肝硬化所引起，也可以是由其他疾病所引起，因而，这些症状仅仅提示肝硬化有可能发生，但不能据此确诊肝硬化。

早期的症状包括：乏力、食欲不振、恶心、腹胀不适、上腹（肝区）隐痛及腹泻。其中，乏力与食欲不振出现较早，而且表现得较为突出。此外需要注意的是，上述症状的出现并不一定是持续的，有时可以间隔一段时间，又重新出现。常常是因为劳累后出现或加重，经休息和治疗后可以得到缓解。

患者在形体上没有特殊表现，用手触摸右肋下缘可以发现肝脏轻度肿大，质地偏硬，可能有压痛，也可能没有压痛。

正是由于肝硬化初期的症状不甚明显，导致许多患者被漏诊，这就给大家一个启示，那就是凡是以前曾患过肝炎，或是有长期酗酒以及其他各种有可能导致肝硬化发生的危险因素者，在出现上述轻微症状后，应立即去医院检查，或是定期到医院检查，以防肝硬化被漏诊。要知道，发现得越早，治疗的效果就越好。

（二）肝硬化中晚期的症状

这一时期的症状已非常明显，一般极少发生误诊或漏诊。在肝硬化中晚期，因为肝脏的代偿功能已差不多被用完，所以，各种症状纷至沓来。主要包括以下几个方面：

1. 全身症状：患者会出现身体消瘦、容易疲劳、乏力、全身营养状况较差、精神不振，严重者会因为身体虚弱而卧床不起。皮肤干枯，面色灰暗黝黑，常出现低热、口腔炎及浮肿等。半数以上患者有黄疸。

2. 消化道症状：可以见到食欲明显减退，厌食厌油，进食之后即会感到上腹不适、饱胀难受及恶心呕吐；稍微进食一点油腻性食品就会腹泻。患者因为腹水和胃肠积气而终日腹胀难受。

3. 贫血及出血：患者常常出现流鼻血、齿龈出血、皮肤紫斑及胃肠出血等，而且患者会有轻重不一的贫血。这是由于营养不良，肠道吸收功能下降及肝脏合成凝血因子减少所致。

4. 内分泌紊乱症状：由于肝脏本身具有一定的内分泌功能，更由于肝脏是人体内分泌激素的代谢场所，因此，在肝硬化时会出现一系列内分泌紊乱症状。

男性会有性欲减退、睾丸萎缩、毛发脱落及乳房发育等表现。

女性会有月经失调、闭经、不孕等症状。此外，不论男女，一般都会在面部、颈、上胸、肩背和上肢、手掌等处，出现微血管扩张，颜色变红等表现。

除上述四种症状外，肝硬化还有众所周知的水肿（腹水、胸水）、脾肿大等表现。总而言之，肝硬化中晚期的症状是十分明显的，此时患者大多已经进入医院，极少发生漏诊的情况。

### （三）肝硬化的诊断

毫无疑问，如果患者具备了上述肝硬化中晚期的症状，基本上就已能够诊断出肝硬化了。但在肝硬化早期就没有如此简单了，因为早期肝硬化的症状并不特殊，要想确诊还必须做一些检查。

用于诊断肝硬化的检查包括：血液常规检查、肝功能检查、尿液检查、免疫学检查、肝脏穿刺检查、腹部超声波、计算机断层等，可以确诊的方法有很多种，但最常用的仍然是血液常规检查、肝功能检查和尿液检查。

肝硬化患者的这三项检查结果，可以列为如下表格：

| 肝硬化患者的三项检查结果 | | | | | | | | | | | | |
|---|---|---|---|---|---|---|---|---|---|---|---|---|
| | 肝功能检查 | 血常规检查 | | | 肝功能检查 | | | | | | | |
| 项目 | 胆红素 | 血小板 | 白细胞 | 红细胞 | 氨 | 凝血因子 | γ-球蛋白 | 白蛋白 | 单胺氧化 | 碱性磷酸 | 胆固醇酯 | 转氨酶 | 胆红素 |
| 结果 | 增加 | 减少 | 减少 | 减少 | 正常或增高 | 减少 | 增高 | 降低 | 增高 | 正常或增高 | 减少 | 正常或增高 | 轻度增高 |

需要指出的是，表中所列肝功能的检查项目，与前文介绍肝炎患者的肝功能测定时，有一些增加，事实上肝功能检查的项目有很多，一般而言，医生会根据对患者病情的判断，选择一些项

目进行检查，不一定全部都做。

---

**爱心提示**

如果一个被怀疑肝硬化的人，在医院中进行化验检查后，得出了上表中的结果，那么，基本上就可以诊断出这个人确实是肝硬化了。

---

其实，诊断肝硬化严格来说必须满足如下五个条件：

（1）有病毒性肝炎、血吸虫病、长期酗酒或营养失调的病史。

（2）肝脏质地坚硬。超声波检查是常用的方法之一，对肝硬化诊断确有价值。

（3）有肝功能减退的临床表现。

（4）某些肝功能试验呈阳性改变。

（5）肝组织穿刺检查发现硬化的表现。

总之，肝硬化的诊断是较为容易的，可以选择的检查方法亦有很多，身为患者，应积极配合医生的检查，以便于尽早发现，尽早治疗。

### （四）肝硬化引发的并发症

肝硬化的危害非常多，也非常严重，肝硬化会引发各种并发症，而患者常因并发症而死亡。

1. 肝性脑病。

2. 肝硬化上消化道出血。

3. 感染。由于机体免疫功能减退、脾功能亢进以及门体静脉之间侧支循环的建立，增加了病原微生物侵入体循环的机会，故易并发各种感染，如支气管炎、肺炎、结核性腹膜炎，原发性腹膜炎，胆道感染及革兰阴性杆菌败血症等。原发性腹膜炎是指肝硬化患者腹腔内脏器穿孔的腹膜急性炎症，发生率占 3%~10%。

4. 肝肾综合征。肝硬化合并顽固性腹水时未能恰当治疗或治

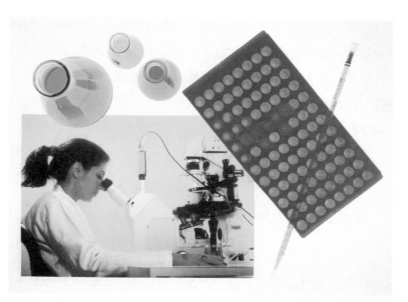

疗欠佳，易出现肝肾综合征。其特征为少尿或无尿，低血钠，肾脏无器质性改变，故亦称功能性肾衰竭。患者最终死于尿毒症。

5. 腹水。腹水为失代偿期肝硬化的常见的并发症。

6. 原发性肝癌。硬化时易并发肝癌，尤以肝炎后肝硬化时多见。近年证明乙肝病毒为直接造成肝癌的原因之一，其发生率9.9%~39.2%，约 2/3 的肝癌是在肝硬化的基础上发生的。

## 第四节　肝病的发展趋向

患上肝病的人，往往会背上沉重的心理负担，这一方面是由于肝病本身的严重性所造成；另一方面，患者都害怕肝病的继续恶化，他们急于知道的一个问题是，肝病的发展趋势是什么，肝硬化、肝癌是否一定无法避免？

关于肝病的发展趋向不能一概而论，应根据患者的具体情况加以分析，这其中不仅涉及患者所患肝病的种类，还涉及治疗状况及调养情况的好坏。从大的原则上来说，无论是肝炎还是肝硬化，只要治疗调养得当，绝大多数患者可以维持健康；反之，若治疗得不恰当、不正确，在日常生活中又不注意调养，那么任何肝病都有继续恶化的可能。

然而，对肝病发展趋向影响较大的，还有肝病的种类，不同的肝病会有不同的发展趋向。

## 一、肝炎的发展趋向

### （一）甲型肝炎

1. 多数患者可痊愈。甲型肝炎是感染率与发病率都为最高的一种肝炎，它是由甲型肝炎病毒感染所致。相对于其他几种肝炎来说，甲型肝炎的发展趋向是最好的，绝大多数患者可以在治疗后获得痊愈。

2. 潜伏期短，多是急性肝炎。甲型肝炎病毒感染人体后，潜伏期很短，最短的为 15 天，平均为 29~43 天，换言之，在感染甲型肝炎病毒之后，绝大多数患者会在短期内发作，出现临床症状。正因为如此，大家可以发现，凡是得了甲型肝炎者，一般都是急性肝炎。

3. 死亡率比较低。甲型肝炎的死亡率较低，经治疗后基本可以痊愈，并可以获得很快、很持久的免疫力，也就是说，患过甲型肝炎的人，一般不会再感染甲型肝炎病毒而发病。

4. 孕妇患肝炎，死亡率高。如果孕妇在妊娠 7~9 个月时发生甲型肝炎，则会有很高的死亡率，这一点应提醒读者注意。

以前人们认为，患上甲型肝炎治愈后，不会再次复发，也不会转变为慢性肝炎。但最新的报道认为，甲型肝炎也可以复发，也可以转变为慢性肝炎，其原因尚未明了，有待于进一步的研究。

（二）乙型肝炎

乙型肝炎是严重的公共卫生问题，至今我国约有 1.25 亿人携带乙型肝炎病毒（HBV），是急慢性肝炎、肝硬化和肝癌的主要危险因素，而且是乙型肝炎的传染源，虽然健康人群感染 HBV 致急性乙型肝炎后的自愈率约 80%，但近 20% 成为慢性 HBV 携带者或转为慢性乙型肝炎。而在我国的慢性乙型肝炎病毒感染者有30%~50% 是通过母婴传播形成的。目前虽有一些治疗慢性 HBV 感染的抗病毒疗法，但疗效尚有限。

乙型肝炎在民众的心目中十分可怕，事实上，乙型肝炎确实比较严重，它不仅难以治疗，而且其发展趋势也不太好。

1. 潜伏期长：乙型肝炎病毒感染人体后，潜伏期一般为60~120 天，其中，经口腔感染者，潜伏期较长，经血液注射感染者，潜伏期短。

2. 表现形式多样：乙型肝炎既有急性，也有慢性，还会呈现猛爆性发作（称为重症肝炎）。但乙型肝炎最多见的是表现为慢性过程，例如，慢性迁延性肝炎和慢性活动性肝炎主要就是由于乙型肝炎病毒在作祟。

总的来说，乙型肝炎的预后是不好的，这是因为乙型肝炎有复发与慢性化的趋势；如果是乙型慢性活动性肝炎，那么极有可能发展为肝硬化；如果是乙型慢性迁延型肝炎可迁延多年，也有演变成慢性活动性肝炎及发展为肝硬化的可能。

另外，乙型肝炎还有可能转变成肝癌，其原因可能是：

（1）乙型病毒可直接致癌。

（2）乙型肝炎病毒持续感染，使肝脏病变，从慢性肝炎发展到肝硬化，再从肝硬化发展到肝癌。

综上所述，乙型肝炎的发展趋向是不太好的，这就提醒患者，一旦患上了乙型肝炎，就应积极治疗，认真对待，以防恶化。虽然乙型肝炎的预后不好，但也不是没有治愈的可能。

多数病毒性疾病靠疫苗接种来预防和控制。接种乙型肝炎（乙肝）疫苗是预防慢性 HBV 感染及相关肝细胞肝癌的有效手段，但现行的免疫方法施用于阻断 HBV 母婴传播时，仍有免疫失败发生。携带 HBV 的母亲所生新生儿接种乙型肝炎疫苗的免疫效果约为 80%，近 20% 的新生儿接种乙型肝炎疫苗后无保护效果，除病毒含量和接种程序外，免疫失败还可有多方面的原因，如机体免疫功能低下、合并其他疾病、病毒变异、生产方式及哺乳。

> **爱 心 提 示**
>
> 母婴间、家庭中的密切接触等，最终仍感染 HBV 而成为 HBV 慢性携带者或患慢性乙型肝炎。

HBV 的宫内感染率高是出生后接种乙型肝炎疫苗免疫失败的主要原因。医学专家在临床研究与实践中证明，给携带 HBV 的孕妇产前注射乙型肝炎免疫球蛋白，可以减少 HBV 宫内感染，结合新生儿生后即刻主、被动联合免疫措施可明显提高对 HBV 高危新生（以即母亲为 HBV 携带者）的免疫保护效果。

凡怀孕妇女，在分娩前一定要到医院去检查血液中是否有乙型肝炎表面抗原，就是人们常说的"澳抗"。如带有这种抗原，就表明身体里有乙肝病毒存在。她们所生的新生儿，都要及时接种乙肝疫苗。最好在出生后立即注射第一针，满 1 个月和 6 个月时，再各注射 1 针，这样可以保护 90% 以上婴儿免受母婴传播

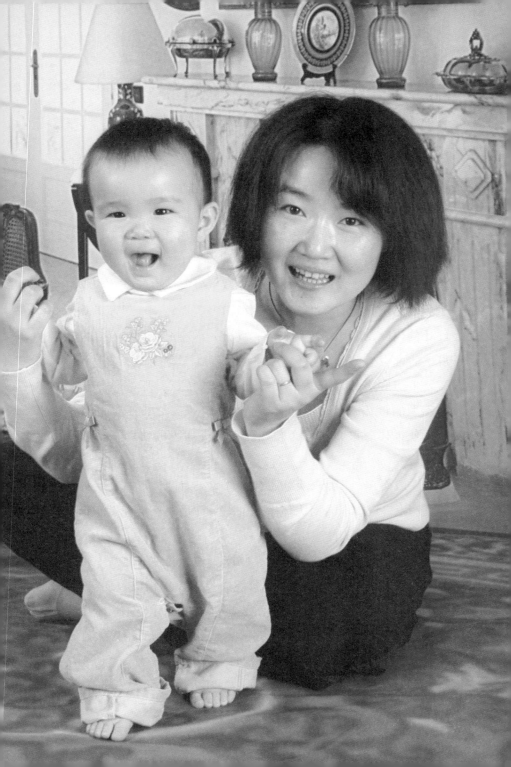

的危害。

如果有条件，无论母亲是否带毒，新生儿一律给予上述疫苗注射，当然就更理想了。

### （三）丙型肝炎、丁型肝炎及戊型肝炎

这三种肝炎的感染率与发病率要比甲、乙两型肝炎低得多，但近年来其发病率有增高的趋势。

丙型肝炎病毒主要是通过血液制品传播，它感染人体后，潜伏期为 2~26 周，平均 7~8 周。凡潜伏期短者，发病较重，症状较多，常常有黄疸，但较少发展为慢性。潜伏期长者，发病较轻，多没有黄疸，但容易发展为慢性肝炎。值得一提的是，丙型肝炎虽然较乙型肝炎的病情轻一些，但丙型肝炎转化为慢性肝炎及肝硬化的比例，要比乙型肝炎高；此外，丙型肝炎同样存在发展为肝癌的可能。

丁型肝炎病毒有一个非常有意思的特点，那就是，它必须和乙型病毒在一起时，才具有感染性，换言之，丁型肝炎病毒要想使人体感染，它就必须在乙型肝炎病毒的协助下，才有可能实现。

一般而言，丁型肝炎病毒使人体感染有两种形式，一种是与乙型病毒一起，联合对人体感染，另一种是在乙型肝炎病毒感染人体之后，再使人体感染。

人体遭受丁型病毒感染后，临床表现为两种情况：一种是表现为急性肝炎，与一般的乙型急性肝炎的表现相似，症状较轻，肝脏的损害也不甚严重；另一种表现为猛爆性肝炎，临床症状与肝脏损害均十分严重，死亡率高。丁型肝炎的预后不是太好，它常常是导致慢性活动性肝炎及肝硬化的原因。

戊型肝炎病毒的潜伏期平均为 40 天，发病较急，临床症

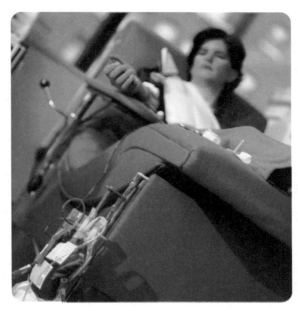

状与甲型肝炎相似，较少发展为慢性，预后较好。但如果发生戊型猛爆性肝炎，或是孕妇发生戊型猛爆性肝炎，则死亡率相当高。

## 二、肝硬化的发展趋向

肝硬化虽是一个进行性发展的疾病，但肝硬化并非是不可治疗的。从其发展趋向来讲，与病因、肝脏代偿功能及有无并发症等因素有关。

如果肝硬化是由于血吸虫病、酒清中毒、循环障碍、胆汁瘀积所引起，肝脏尚处于代偿期内，那么，在消除病因及积极治疗处理后，肝硬化可以停止发展，相对于肝炎性肝硬化来说，预后较好。

在肝炎性肝硬化中，有一部分患者的肝脏只出现较小的结节或是结节不明显，这一部分患者可以终生维持病情不再发展；另有一些患者的肝脏出现大的结节或是大、小结节都有，则预后不好，往往会在短期内因为肝功能衰竭而死亡。

如果肝硬化出现严重的并发症，例如黄疸持续不退或是重度黄疸、难治性腹水、消化道出血等，则预后较差，死亡原因常常是肝性昏迷、上消化道出血和继发感染等。

众所周知，肝硬化很容易发展为肝癌，尤其是那些因乙型、丙型病毒性肝炎所致的肝硬化患者。

肝硬化总的来说，发展趋势不太好，但任何情况都不是绝对的，如果肝硬化患者了解其病情的严重性，积极地采取中、西医治疗，并在日常生活中注意饮食起居方面的调养，那么完全保持健康或是维持病情不恶化、不发展也并非是不可能的。

# 第二章

# 肝病的预防

　　肝病是人类比较严重的疾病，无论是肝炎还是肝硬化，都会使患者极为痛苦，在治疗上也不是一件简单的事情。因此，对于肝病的预防，世界各国医学界都予以高度重视。再者，又以肝炎为最基本的肝病，而且肝炎具有很强的传染性，会引起广泛的、大规模的流行，因此对于肝炎就更需要重视预防。

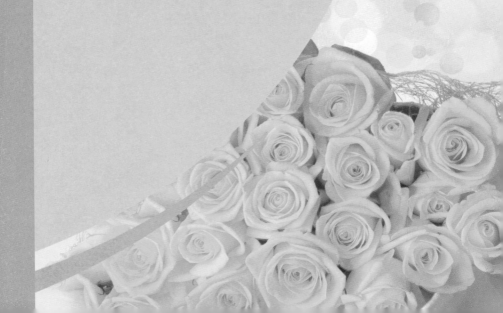

肝病是人类比较严重的疾病，无论是肝炎还是肝硬化，都会使患者极为痛苦，在治疗上也不是一件简单的事情。因此，对于肝病的预防，世界各国医学界都予以高度重视。再者，又以肝炎为最基本的肝病，而且肝炎具有很强的传染性，会引起广泛的、大规模的流行，因此对于肝炎就更需要重视预防。

## 第一节　肝炎的预防

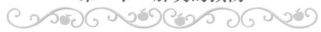

对于肝炎的预防，最重要的就是要切断人与肝炎病毒的接触，这就涉及肝炎病毒是如何引起人体感染的，也就是肝炎病毒的感染途径问题。各种肝炎病毒的具体传播途径并不是完全一样的，这就要根据实际情况做具体分析。

### 一、甲型肝炎的预防

甲型肝炎是由甲型肝炎病毒，通过人与人之间的接触，经由食物传播的。

通过上述甲型肝炎的发病特点，在预防上就要注意饮食卫生，不要吃生、冷食品；在甲型肝炎流行的季节，少去公共场所，不要去不卫生的饭店吃饭；在居住条件拥挤的地方，要做好环境卫生；如果家庭中或是关系较为密切的亲友罹患上甲型肝炎，则需要分开吃饭，尤其不能共享碗筷；如果在本病爆发的季节，周围已有多人患病，而自己又无法不接触到患者的话，可以到医院注射免疫球蛋白，同时要注意自我保护。

数据显示，受甲型肝炎病毒污染的水源和食品，是造成甲型肝炎流行的主要原因，而摄食水中生长的、未煮透的贝类水产品，则具有患甲型肝炎的高度危险性。因此，对于居住在海边，有机会吃到海鲜的人来说，应尽量避免生吃海产品。

甲型肝炎病毒虽然有较强的传染性，但只要注意食品消毒、煮透，并避免接触患者及分开饮食等方面，是可以防止甲型肝炎发生的。

## 二、乙型肝炎的预防

乙型肝炎病毒既可以通过食物传染，也可以经由输血、输入血制品的方式传染，而后者是乙型肝炎病毒传播的主要形式。

此外，患者的唾液、月经、阴道分泌物、精液、乳汁、渗出的体液，也可传播乙型肝炎病毒。

由此可知，乙型肝炎患者以及虽已感染乙型肝炎病毒但尚未发作者（又称病毒带原者），是乙型肝炎的主要传染源。

所以，预防乙型肝炎的措施就是：不要与患者或病毒携带者共享餐具；不要吃生、冷食品或未经煮透的食品；如果家庭成员患有乙型肝炎或是携有病毒，则应尽量避免接触上述体液；不要与其人共享针头、剃刀、牙刷等私人物品。

目前，医学上已发明了乙型肝炎的疫苗，如果经过验血，确认从未感染过乙型肝炎，就应注射乙型肝炎疫苗以求得免疫。但需要注意的是，注射疫苗并非是一劳永逸的，仍需要注意上述各种预防措施。

## 三、其他几种肝炎的预防

丙、丁、戊三型肝炎虽然发病率较低，但也不能忽视，因为近年来它们有增多的趋势。

丙型肝炎病毒主要是由输血及使用血液制品而传播。血液透析者、毒品成瘾者、同性恋者、脏器移植者、医疗人员、实验室工作人员、处理血液和血液制品的人，以及与丙型肝炎患者密切接触者，均容易感染丙型肝炎病毒。因此，这些人应注意自我保护，具体措施与乙型肝炎的预防一样。

丁型肝炎病毒因为与乙型肝炎病毒同时存在，而其传播方式也与乙型肝炎病毒相似，因此，其预防措施也与乙型肝炎的预防一样，注射乙型肝炎的疫苗也有预防丁型肝炎的作用。

戊型肝炎的传播方式与甲型肝炎一样，主要是通过食品传播，尤其是水源遭受了戊型肝炎病毒的污染，往往造成戊型肝炎的大流行。因此，预防戊型肝炎除了要做到预防甲型肝炎的那些措施外，还要加强水源管理，严防水源及食品被粪便污染，要强调喝开水，不要喝生水，这是预防戊型肝炎最为简单而有效的办法。

## 四、服用中草药预防肝炎

中草药中有不少品种对肝炎病毒有抑制、灭杀作用，服用中草药来预防肝炎是一种简便而又行之有效的方法。在肝炎流行期间，或是与肝炎患者密切接触的人，可以选择以下中药进行预防，其效果是十分可靠的，但仍须请有中医执照的医师为您诊察后才能服用。

方剂一

茵陈 30 克、栀子 10 克、甘草 3 克。水煎服，每日 1 剂，连服 5~7 天。

方剂二

虎杖 15 克、田基黄 30 克、垂盆草 30 克、甘草 3 克。水煎服，每日 1 剂，连服 5~7 天。

方剂三

茵陈 30 克、板蓝根 30 克、生甘草 3 克。水煎服，每日 1 剂，连服 5~7 天。

方剂四

茵陈 30 克、丹参 15 克、大青叶 6 克、红枣 10 枚，水煎服。1 日 1 剂，连服 5~7 天。

方剂五

茵陈 30 克、鱼腥草 30 克、蒲公英 30 克，水煎服。1 日 1 剂，连服 5~7 天。

方剂六

杨柳树枝带叶 30~60 克，水煎服，1 日 1 剂，连服 7 日。

## 第二节　肝硬化的预防

肝硬化的预防同样要涉及引起肝硬化的原因，预防的关键在于防止这些病因的出现，或是针对这些病因采取治疗措施。

对于肝炎性肝硬化而言，预防肝炎实际上就是预防肝硬化的第一步。

能够引起肝硬化的肝炎，主要是乙、丙、丁三型肝炎，而且一般都是由慢性活动性肝炎逐渐转化而来。

因此，凡是患有乙、丙、丁型肝炎（或慢性活动性肝炎）者，应密切关注自己的病情，防止肝硬化的发生。具体的预防措施是：

（1）积极治疗肝炎。

（2）定期去医院检查病情。

（3）戒除一切可能引发肝硬化的生活习惯或因素，如饮酒、服用有毒害肝脏作用的药物等。

（4）注意规律生活并健康调养。

以上四点是预防肝硬化发生的关键，是总的原则，其具体的措施，在本书以后的章节中，将会有十分详细的介绍。

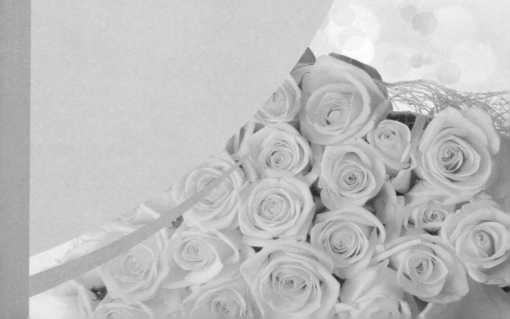

第三章

肝病的西医治疗

患上肝病的人，毫无疑问会接受西医的治疗，目前西医对肝病虽然还没有特效的治疗方法，但西医在改善肝病症状方面，疗效还是不错的。本章将介绍西医是如何治疗肝病的。

# 第一节　肝炎的西医治疗

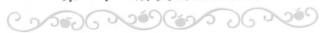

迄今为止人类仍未能发明能够杀灭病毒的药物，这就注定了西医治疗肝炎只能是对症处理和保持肝脏不被进一步损害，进而达到患者自行、缓慢恢复之目的。

西医针对急性肝炎、慢性肝炎和猛爆性肝炎（重症肝炎）治疗。

## 一、急性肝炎

急性肝炎是由于感染肝炎病毒而引起的肝脏疾病，病程不超过 6 个月。在我国，最常见的急性肝炎是急性乙型肝炎。

急性肝炎感染后症状：患者近期出现低热、全身疲乏无力、食欲减退，伴有恶心、呕吐、厌油腻、肝区不适及尿黄等症状，休息后不见好转。急性肝炎的西医治疗措施相当简单，治疗的具体要求与步骤如下：

1. 早期要绝对卧床休息。要绝对卧床，包括吃饭、厕所都要在床上，不能下地活动。

2. 饮食控制。注意控制饮食，饮食以清淡适口为准，适当增加蛋白质、糖及维生素。对急性肝炎患者的饮食控制，实际上就是西医治疗的一个方式。

3. 必要时采用静脉输液。如果患者呕吐严重或进食过少，则应每天静脉滴注 10% 的葡萄糖溶液 1000 毫升，其中加入维生素 C 1~2 克；食欲较好者，可以不用注射葡萄糖液。

4. 出现恶心呕吐的现象应注意以下几方面：

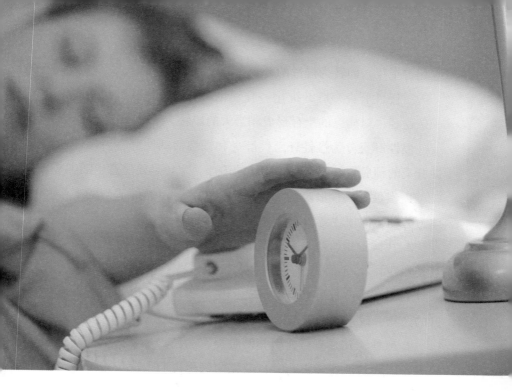

（1）肝炎患者补充体液是治疗的关键。

（2）在恶心呕吐治疗期间，肝炎患者应该以流质食物为主，并且是容易消化的流质食物。

（3）观察病情，若呕吐超过 24 小时、呕吐物中含有红色（血液）或绿色（胆汁）的物质、严重的腹痛和出现脱水的症状，要立即到医院接受治疗。

（4）肝炎患者在进行治疗时，应该监测血液中电解质的变化，及时纠正低钾和低钠等情况。

5. 增加护肝药物。药物应用不宜过多，主要是给予维生素 B、维生素 C 等保护肝脏的药物。

## 二、慢性肝炎

慢性肝炎多是由急性乙型肝炎、急性丙型肝炎久治不愈，病程超过半年，而转为慢性的肝炎。

"慢性肝炎→肝纤维化→肝硬化→肝癌"是肝脏疾病演化的一条途径，对病患的生存形成相当大的威胁。

慢性肝炎分为慢性迁延性肝炎和慢性活动性肝炎。慢性迁延性肝炎的预后较好，不需要特殊的治疗，主要是要注意生活细节。

1. 慢性迁延性肝炎的病情稳定，患者可以参加适当的工作和体力劳动，但须注意劳逸结合。

2. 在饮食中，应含有充足的蛋白质和维生素。除了饮酒（尤其是烈性酒），不必做过多的限制。

3. 对于一些保肝药、护肝药，也不要多吃，因为这些保肝护肝的药物，效果并不稳定，多吃反而有可能加重肝脏负担。

4. 另外，凡是有可能引起肝脏损害的药物都要谨慎使用。如果患者因为其他疾病服药时，应先向医生说明情况，告诉他自己是慢性迁延性肝炎患者，这样医生就会避免开出一些对肝有损害作用的药物。

慢性活动性肝炎的预后不好，极易发展为肝硬化和肝癌，因此在治疗上也需要积极、谨慎。

## 三、西医治疗慢性活动性肝炎使用的药物

### （一）免疫抑制剂

主要药物为类固醇，属于皮质激素类药物，可抑制肝脏炎症的发展。

病情的复发常常出现在停药后的半年之内，如有复发，应重新开始治疗。

病情稳定超过 2 年的病例，复发率很低。

（二）抗病毒药物

虽然现在尚未发明能够杀灭病毒的药物，但现在已有了一些对抗病毒的药物，称为抗病毒药。抗病毒药物的作用在于，能够妨碍病毒的生长繁殖。抗病毒药常用的有两种：

1. 干扰素及其诱导剂：干扰素是人体细胞在病毒感染后产生的一种可溶性糖蛋白，它可以影响病毒的繁殖而不影响正常细胞的功能。国内使用的白血球干扰素每日最低剂量为 3.2 万单位，治疗过程一般要 3~6 个月。干扰素的不良反应有发热、低血压、恶心、腹泻、脱发、白细胞和血小板减少等。

干扰素诱导剂是诱导人体产生干扰素的药物，目前对其疗效尚有分歧。读者一般了解即可。

2. 阿糖腺苷：这种药物作用的过程是，它可以抑制病毒的 DNA 合成，进而达到抑制病毒的作用。

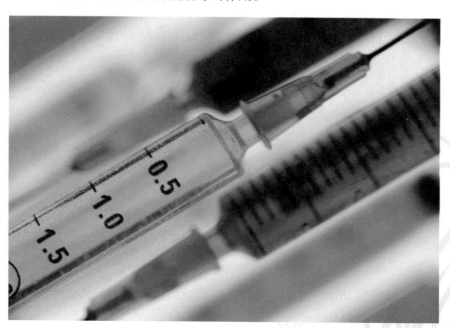

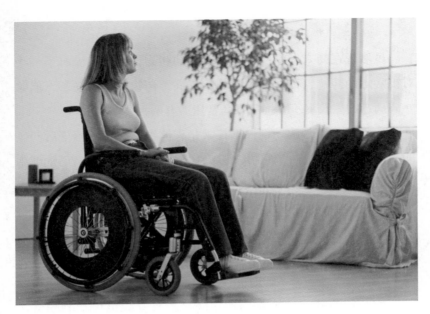

它的疗效比干扰素要快，而且疗效显著，但却不能持久。以往多用大剂量短程治疗，疗效差且不良反应多。现在多采用长期、多疗程治疗。开始的剂量为每日 10~15 毫克/千克体重，1 周后改为每日 5~8 毫克/千克体重，以 10~14 天为一个疗程。

本药与干扰素合用的效果更好；不良反应有全身关节和肌肉疼痛，偶尔也会发生白细胞减少。

3. 阿德福韦酯：可以显著抑制乙肝病毒复制活动期和转氨酶计高的慢性乙肝患者。

(三) 免疫刺激剂

这类药物治疗慢性活动性肝炎的疗效尚不能肯定，有待进一步研究。

(四) 其他治疗

慢性活动性肝炎如果是因为药物或酒精所引起，那么停止使用药物和戒酒是最根本的治疗，疗效也非常明显。

其他常用于慢性活动性肝炎治疗的西药还有一些，但大多疗效不能肯定，尚不成熟，有待进一步的研究。

## 四、猛爆性肝炎

猛爆性肝炎又称重症肝炎，属于临床上的危重症候，死亡率极高，必须住院治疗。

猛爆性肝炎在发病初期与急性黄疸性肝炎相似，但其病情的发展十分迅速，黄疸会迅速加深，肝脏迅速萎缩变小，并伴有明显的肝臭味。同时，患者会出现嗜睡、烦躁不安、尖叫、精神错乱等症状，随后即进入昏迷状态。常有明显的出血倾向，如牙龈出血、鼻出血、皮下瘀血，甚至呕血、便血等。患者常因肝衰竭、肾衰竭、脑水肿而死亡。

之所以发生猛爆性肝炎，往往是因为患有其他类型的肝炎患者，过于劳累、大量饮酒、妊娠晚期罹患肝炎等因素引起。

猛爆性肝炎的病情严重，死亡率高，读者只要知道上述一般情况即可，对其治疗的具体过程无须过多了解。以下简单地介绍西医治疗猛爆性肝炎的情况：

### （一）饮食及一般治疗

严格限制蛋白质的摄入，每日应少于 0.5 克/千克体重。昏迷期禁食蛋白质；同时要保持充分的热量，以糖为主，不能进食者应静脉滴注 10%~15% 的葡萄糖液。应补充各种维生素，特别是 B 族维生素及维生素 C。条件许可的情况下，应多次输注白蛋白、新鲜血及血浆。

### （二）防治其他症状

对症治疗在以上一般治疗的基础上，医生会根据患者的具体病情和症状，分别加以处理。例如，防治肝性昏迷措施、防治大出血措施、防治肾功能不全的措施等。这些内容十分专业，必须是在医院中由医生处置，读者无须深入探究，只需一般了解即可。

# 第二节　肝硬化的西医治疗

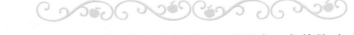

肝硬化是现代医学十分棘手的一种肝病，尤其是对于肝炎性肝硬化的治疗，目前的疗效并不能令人满意。对于药物中毒、酒精中毒、血吸虫病等原因引起的肝硬化，如果肝脏还具较强的代偿能力的话，一般只要除去引发肝硬化的原因，就可以获得较为满意的疗效。

西医对肝炎性肝硬化及肝硬化的并发症，主要采取如下治疗措施：

## 一、一般治疗

### （一）休息

如果有肝功能损害、黄疸、腹水、出血等症状者，首先应卧床休息，此为治疗肝硬化的第一步，目的在于减轻肝脏负担，改善肝脏的血液循环，促进肝功能恢复。

### （二）饮食

饮食控制亦为西医治疗肝硬化的重要措施，具体要求是：保持各种营养，注意适合口味及易于消化吸收的食物的摄取；热量要充足，应多吃富含蛋白质、维生素的食品，可适量进食一点脂肪。

如果患者的食欲很差，导致摄食不足者，应给予静脉注射葡萄糖液。

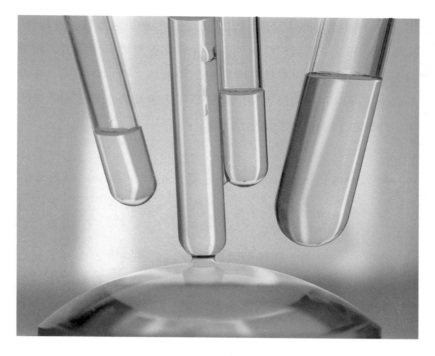

（三）积极治疗原发病

即消除引起肝硬化的原因。如果因为慢性肝炎所致的肝硬化，就应针对慢性肝炎进行治疗，具体内容前文已有介绍。

## 二、药物治疗

肝硬化除了上述一般治疗外，医师还会依需要使用适宜的药物，包括 B 族维生素及维生素 C、维生素 E 等支持疗法，但是现在一般认为，肝硬化由于肝脏功能也已受损，因而应尽量少用药物，可不用的药物尽量不用，以免加重肝脏负担。

## 三、对肝硬化腹水的治疗

肝硬化的重要症状之一即是腹水，又称为肝腹水，肝硬化腹水是由一种或多种原因长期作用于肝脏引起的肝脏慢性、进行性、弥漫性损害，肝细胞广泛坏死，残存肝细胞形成再生结节，结缔组织增生及纤维化，导致正常肝脏结构破坏、假小叶形成，在此基础上出现以肝功能损害和门静脉高压为主及腹水形成的临床表现。西医对于肝硬化腹水的治疗如下：

（一）限制水、钠的摄入

每天液体摄入量1000毫升为宜，钠盐（食盐）每天0.6~1.2克。

（二）增加水、钠的排出

可采用利尿剂。利尿剂可以联合、交替使用。在利尿剂的使用中，应避免利尿量过大、过快，一般而言，在没有出现四肢水肿时，每日净出量（即出量减去摄入量）应小于500毫升为合宜。

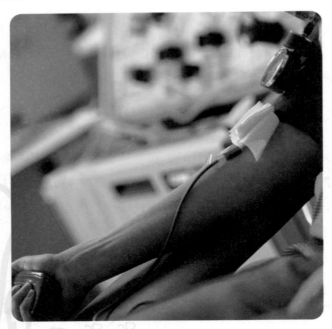

（三）将腹水直接或浓缩后回输患者体内

这种方法可以改善患者腹胀，提高血浆蛋白浓度，改善肾功能，尤其适合于腹水患者做外科手术前的准备治疗。

上述治疗肝腹水的方法均需医生在医院中施行，患者不可以自行购买利尿剂进行自我治疗。

## 四、对肝硬化上消化道出血的治疗

凡是肝硬化并发食道静脉瘤破裂之上消化道出血的患者，病情一般都已十分严重，需要到医院进行急救，否则有生命危险。

治疗措施一般包括：

（1）禁食、保持安静，视状况输血、输液以抗休克。

（2）对于没有高血压、冠心病或妊娠者，可以用血管加压素或垂体后叶素，以每分钟 0.1~0.2 单位作静脉连续滴入。

（3）用双气囊三腔管压迫止血，这是治疗胃底出血的有效方法。

（4）有条件者可以进行内视镜下的激光止血、喷洒止血药或注射硬化剂等，达到止血的目的。

（5）对于肝功能基本正常，药物治疗无效者，可进行手术治疗。

（6）抗生素治疗：使用抗生素，同时做静脉滴注和腹腔注入，以防止腹膜炎的发生。

总之，肝硬化并发上消化道出血的情况十分严重，如救治不及时，患者的死亡率非常高。

综合本章内容，读者不难发现，西医对肝病，无论是肝炎还是肝硬化，目前都没有太好的治疗方法，绝大多数是对症处理，而对于肝病的最重要病因即肝炎病毒，西医目前尚未发现能够杀灭它的药物。然而，西医在处理猛爆性肝炎、肝硬化并发上消化道出血方面的疗效，是较为先进的，凡是出现这两种情况者，都应迅速去医院进行西医治疗。至于肝炎及肝硬化代偿期的治疗，目前在国内，主要以中医治疗为主，下一章将向读者介绍这方面的内容。

中国的患者是十分幸运的，因为除了可以得到西医的治疗之外，还可以享受到中医的治疗，这应该归功于我们的祖先，正是因为我们的祖先发明了中医，才使得我们获此优待。中国的肝病病患尤其应感到幸运，因为早在两千多年前，我们的祖先就已发现了肝病，并对这个病进行了研究，累积了丰富的治疗经验。时至科学日益发展的现代社会，中医仍然是中国人治疗肝病的常用方法之一，并卓有灵效，可以说，祖先的余荫，泽被后人。

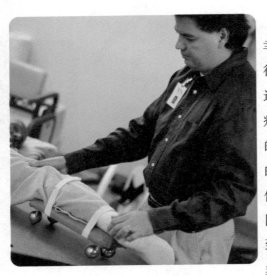

中国的患者是十分幸运的，因为除了可以得到西医的治疗之外，还可以享受到中医的治疗，这应该归功于我们的祖先，正是因为我们的祖先发明了中医，才使得我们获此优待。中国的肝病病患尤其应感到幸运，因为早在两千多年前，我们的祖先就已发现了肝病，并对这个病进行了研究，累积了丰富的治疗经验。时至科学日益发展的现代社会，中医仍然是中国人治疗肝病的常用方法之一，并卓有灵效，可以说，祖先的余荫，泽被后人。

然而，中医又是一种完全不同于西医的理论体系，中医看病、治病的思维、方法，都是不同于西医的，可以说是一个完全不同的理念。正因为如此，为了利用中医更好地治疗肝病，我们需要了解中医治疗肝病的历史、理论等特点，中医对肝病发病原因的认识等内容，在此基础上，运用中医来治疗肝病。这些内容都是本章所要介绍的。

## 第一节　中医对肝病的认识

我们现在所说的肝炎和肝硬化，都是西医的学术名词。那么中国古代的医学家们，对于这些疾病又是如何认识的呢？下面，我们就来谈谈这方面的问题。

从各种肝炎和肝硬化的临床表现来看，它们与中医学中黄疸、臌胀、湿阻、积聚等病的许多表现相类似。

历代的医学家对肝炎（主要是黄疸型肝炎）做过大量的研究，累积了十分宝贵的经验。

西医认为，肝炎是由病毒引起的，由于病毒类型的不同，肝炎的种类也不同。中医学中，没有病毒这个概念，但也认识到有一定客观存在的病邪，中医称其为疫毒，是造成肝炎传染的罪魁祸首。另外，根据中医的认识，湿热这个因素在肝炎的发生、发展过程中，起着特殊重要的作用。在肝炎的急性期，湿热的表现较为突出，而急性期湿热若没有得到彻底清除，又可以转变为慢性肝炎。

## 第二节　肝病的中医辨证治疗

肝炎的治疗中，早期诊断、早期治疗是一个关键，因为病毒性肝炎是传染病，早期采取措施有利于控制病源的流行和传播，也有利于提高治愈率。反之，如果延误病情，有可能转变为慢性肝炎或肝硬化，不仅给患者带来很大的痛苦，也给治疗造成很大的困难。

中西医结合治疗则是肝炎治疗中的另一个关键。通过西医的检查、诊断、分型，严密注意病情的发展，为中医药的使用提供依据，也可以辅以部分保肝的西药，针对重症肝炎出现的各种危重症候，进行西医的抢救或处治；另外，发挥中医辨证施治的长处，从整个人体着眼，调整脏腑功能的失调并配合使用消除病毒，

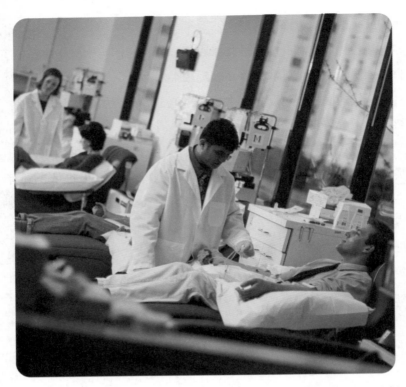

调整免疫功能的中草药，中西医取长补短，相辅相成而相得益彰，这才是中西医结合治疗的意义所在。肝病的西医治疗在前文已有介绍，下面分别介绍各种肝病的中医辨证施治。在讨论中医对肝病的辨证施治之前，我们有必要先了解一下什么叫辨证施治。

## 肝病的辨证与施治

肝病的辨证施治分为肝炎的辨证施治和肝硬化的辨证施治，每种不同的肝病又有不同的证型，采用的中药处方也有所不同，以下向读者介绍这方面的内容。

（一）急性肝炎

1. 急性黄疸型肝炎。这种肝炎起病较急，可见于甲型、乙型等病毒性肝炎。中医辨证大致分三种证型：

（1）热重于湿型：患者主要有以下表现：眼、身体发黄，颜色鲜明，还伴有发热。口干发苦、腹胀、食欲不振、恶心想吐、厌油腻。小便少而发黄、大便秘结不通畅。舌苔黄腻。脉弦数。

中医主要采用清热利湿的方法，常选用茵陈蒿汤这张处方进行治疗。

基本处方为：茵陈 30 克、山栀子 10 克、大黄 10 克（后下）、茯苓 15 克、板蓝根 15 克、蒲公英 15 克、车前草 15 克。

（2）湿重于热型：患者主要表现有：眼、身体发黄，但颜色不鲜明。患者有低热，身体和头部有沉重感。胃胀且不想吃东西，常感恶心或呕吐、口不渴、大便稀薄。舌苔滑腻或厚腻。脉濡缓或弦滑。

中医采用利湿为主，兼以清热的方法，常用茵陈四苓散为基本处方进行治疗。

基本处方为：茵陈 30 克，赤茯苓 15 克，猪苓 15 克，苍术、白术各 10 克，厚朴 10 克，薏米 15 克，黄柏 10 克，车前草 15 克，板蓝根 15 克，六一散（包）20 克。

（3）湿热并重型：患者的表现有上述两种证型的主要症状，两者难以区分。中医治疗采用清热和利湿并重的方法，可用甘露消毒丹这张处方加减治疗，基本处方为：茵陈 30 克，山栀子 10 克，黄芩 10 克，藿香、佩兰各 10 克，苍术、白术各 10 克，鸡苏散（包）30 克。

2. 急性无黄疸型肝炎。可见于甲型、乙型、丙型等多种肝炎。如果为甲型肝炎，一般病情变化较轻微，容易治愈；如果为乙型、丙型肝炎，很容易被误诊或漏诊，进而转变为慢性肝炎。

患者除没有黄疸外，症状大多与急性黄疸型肝炎类似，但比较轻微，或者以胃肠道的表现较为多见。中医采用健脾、清热、化湿的方法治疗，可以用茵陈胃苓汤、藿香正气散、甘露消毒丹等处方，合起来加减运用。

基本处方为：茵陈30克，茯苓15克，藿香、佩兰各10克，半夏10克，陈皮10克，山楂、神曲各10克，车前草15克，板蓝根15克，六一散（包）30克。

### （二）慢性肝炎

急性肝炎久治不愈，可以发展为慢性肝炎。慢性肝炎有慢性迁延型肝炎和慢性活动性肝炎两种。相对而言，前者病情比较轻，后者病情比较复杂，容易发展为肝硬化。针对慢性肝炎整个过程中的各种临床情况，可以归纳出中医的各种证型，各种慢性肝炎患者，均可按以下证型辨证施治。

1. 肝郁气滞型：患者有胸胁胀痛、腹胀、食欲不振、心烦易怒、口苦、咽喉干燥、小便发黄、苔白腻、脉弦等主要表现。

中医治疗可以采用疏肝行气的方法，用四逆散这张处方治疗。

基本处方为：柴胡12克、赤芍10克、枳实10克、当归10克、郁金12克、全瓜蒌12克、黄芩10克。

2. 肝郁脾虚型：患者常有下列表现：两胁部疼痛、腹胀、进食后或情绪烦躁时腹胀更明显、四肢乏力，头晕眼花，吃东西不香、面色苍白、大便稀薄、舌苔白腻、脉细弦。

中医采用疏肝健脾的方法，可以用逍遥散进行治疗，基本处方如下：柴胡6克、当归12克、白芍12克、党参12克、白术10克、茯苓10克、陈皮6克、半夏10克、川楝子3克、甘草6克。

3. 肝肾阴虚型：

（1）偏于肝阴虚的患者，有胁肋部隐隐作痛、心中烦热、头晕眼花，两眼干涩、舌红少津、脉弦细数等表现；偏于肾阴虚的患者，有腰膝酸软、足跟疼痛、头晕耳鸣、失眠多梦、男子遗精、女子月经量少、舌红苔薄少津等表现。

中医治疗采用滋补肝肾的方法。偏于肝阴虚的患者，可选用补肝汤。

基本处方为：熟地 12 克、沙参 15 克、当归 9 克、枸杞子 9 克、麦冬 12 克、白芍 12 克、太子参 9 克、白术 9 克、郁金 12克。

（2）偏于肾阴虚的患者，可用六味地黄汤加味治疗，基本处方：熟地 12 克、山茱萸 9 克、山药 12 克、茯苓 15 克、泽泻 12 克、丹皮 9 克、首乌 12 克、菟丝子 12 克、桑寄生 12 克、仙灵脾 9 克。

4. 脾肾阳虚型：患者主要表现有：久病不愈、胁肋疼痛、腹胀、食欲不振、腰膝酸软、疲乏无力、畏寒、大便稀薄、舌淡苔白腻、脉沉迟而缓。

中医采用健脾温肾，助阳化湿的方法，处方可用附子理中汤加真武汤进行治疗。

基本处方为：党参 15 克、白术 10 克、茯苓 10 克、干姜 6 克、仙灵脾 10 克、仙茅 10 克、茵陈 15 克、丹参 15 克、生苡仁 15 克、厚朴 5 克。

5. 气滞血瘀型：主要表现有：胁肋部疼痛明显，疼痛部位固定，腹胀满、不想吃东西、低热、全身乏力、面色晦暗、舌质暗红或有瘀斑，脉弦或涩。

中医采用行气活血化瘀的方法，可用旋覆花汤治疗。

基本处方为：旋覆花 12 克、茜草 12 克、当归 12 克、丹参 15 克、红花 10 克、赤芍 12 克、香附 9 克、郁金 9 克、生地 12 克、栀子 6 克。

(三) 肝硬化

西医的肝硬化，中医多从臌胀论治。辨证则有气臌、水臌、血臌的不同。一般而言，气臌多见于肝硬化的代偿期，病情较轻，胃肠道功能紊乱的表现比较明显；水臌、血臌则多见于肝硬化的失代偿期，病情较重。

1. 气臌：患者主要表现有：腹部臌隆胀满，用手按有虚软感。饮食减少、嗳气、两胁胀痛、腹泻、舌苔薄腻、舌质瘀紫、脉细弦。可能伴有少量腹水。

中医采用疏肝理气，除湿消满的方法，可用柴胡疏肝散加平胃散为基本处方进行治疗。

基本处方为：柴胡 10 克，青陈皮各 10 克，木香 10 克，枳壳 10 克，厚朴 5 克，白术 15 克，砂蔻仁 5 克，大腹皮 15 克，香附 10 克，神曲、山楂各 10 克，鸡内金 10 克，金橘叶 10 克。

2. 水臌：患者主要表现有：腹部胀大，皮薄而紧，按压腹部有如囊裹水的感觉，腹部青筋显露。全身困倦乏力，患者消瘦或者出现下肢浮肿，面色萎黄有晦涩感。饮食减少，小便也少。除上述共同表现外，还可以分为三型：

（1）寒湿困脾型：患者还有畏寒、四肢发冷、大便稀薄、苔白腻、脉细缓等表现。

中医采用温中健脾，行气利水的方法，用五苓散加实脾饮治疗。

基本处方：党参 15 克、丹参 15 克、茯苓 15 克、白术 15 克、附子 10 克（先下）、干姜 5 克、大腹皮 15 克、厚朴 10 克、车前子 15 克、泽泻 15 克。

（2）湿热蕴结型：患者还有口干、口苦而不想饮水、黄疸、小便黄、大便不爽而有恶臭、舌苔黄腻、脉弦滑等表现。

中医采用清热利湿，攻下逐水的方法，用中满分消丸加茵陈胃苓汤加减治疗。

基本处方：茵陈 30 克、黄芩 10 克、茯苓 15 克、猪苓 15 克、大腹皮 15 克、厚朴 10 克、车前子 30 克、泽泻 15 克、水线草 30 克、金钱草 30 克、大黄 10 克。

（3）脾肾阳虚型：患者还有畏寒、大便稀薄、晨起腹泻、男子阳痿、女子阴冷、闭经不育、舌苔白腻、舌淡紫色而发胖、舌边有齿痕、脉细濡或沉迟软弱等表现。

中医采用温补脾肾、化气行水的方法，可选用以下处方治疗。

基本处方：黄芪 30 克、党参 30 克、丹参 15 克、白术 15 克、茯苓 15 克、猪苓 15 克、泽泻 15 克、大腹皮 15 克、附子片 10 克（先下）、桂枝 10 克、巴戟天 10 克、阳起石 30 克、胡芦巴 10 克、生姜皮 3 克、玉米须 20 克、陈葫芦瓢 30 克。

3. 血臌：患者主要表现有：腹大坚硬而满，胁部胀痛，可摸到块状物，腹部青筋暴露。面、颈、胸、腹可见到蟹爪状的纹路。患者面色晦暗，经常出现牙龈、鼻出血，甚至大便颜色发黑。也可见到腹水，患者腿肿。舌质紫暗有瘀斑。脉细弦或涩。

中医采用活血化瘀、软坚散结的方法，常用膈下逐瘀汤这张处方治疗。

基本处方：桃仁 10 克，红花 10 克，丹皮 10 克，赤芍 10 克，五灵脂 10 克，当归 10 克，川芎 10 克，延胡索 3 克，生熟地各 15 克，川楝子 3 克，牡蛎 30 克（先下）。

以上介绍了各种常见类型肝病的中医辨证治疗。此外，对于重症肝炎（古人称之为急黄或瘟黄），由于患者病情凶险，应采用西医为主的中西医结合方法进行抢救。西医的治疗方法，在前面章节中已有介绍。对于西医的淤胆型肝炎，前期可以参照急性肝炎辨证治疗，后期治疗可参见慢性肝炎。在治疗中，要注意加丹参、赤芍、郁金、红花、桃仁等活血化瘀中药。患者如希望采用中药治疗，可找有经验的中医师进行咨询。

## 第三节　名医治疗肝炎、肝硬化的方法

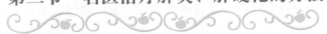

翻看近几十年来的中医临床报道，映入眼帘最多的可能就是治疗肝病方面的，这说明什么呢？一方面，说明肝病患者多，得了肝病后，求助于中医的患者也多，现在可能很少有慢性肝病患者没有经过中医治疗的。另一方面，也说明了中医药在肝病治疗方面，确实有其独到之处。如果有人能把几十年来中医药治疗肝病的经验加以整理，那对于整个人类来说，将是一笔巨大的财富。当然，要进行此项工作，其复杂性是不可言喻的。

## 第四节　常用于治疗肝病的单方、验方

中医治疗肝病，最正规、最根本的方法是辨证施治，本书在前文中已详加介绍。一般来说，我们不大主张患者使用单方、验方进行治疗，这是因为单方、验方的药物组成一般较为固定，而每个患者的具体情况是不一样的。

然而，我们在临床工作中也确实发现，有些患者经中西医长期治疗后收效甚微，却往往因为服用了一些单方、验方而取得很好的疗效，对于这个问题，我们也进行了思考。

笔者认为，单方、验方之所以对患者有效，一方面是因为单方、验方多为前人用药经验的总结，是经过许多年、许多人试用

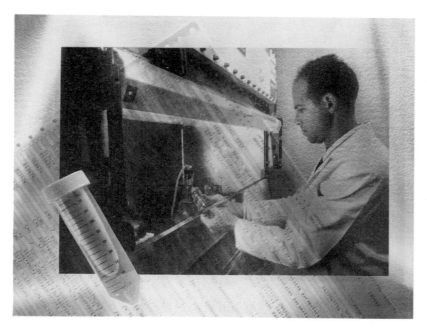

后而确定的，因而具有治疗的效果；另一方面，也是因为患者在无意中选择了正确的单方、验方。为什么这么说呢？从根本上讲，单方、验方也需要辩证论治疗，某一单方、验方对某些患者有效，正是因为这个单方、验方对上了患者的情况，而这个方子对另一些人无疗效，则是因为这个方子与患者的情况不完全相符。所以说，有些患者在无意中选对了方子，因而取得疗效。

从这个意义上说，这其中有运气的成分。作为医务工作者，应该减少这种选择上的盲目性，增加选择单方、验方的目的性，这就是本书向广大读者介绍单方、验方的缘由，这也决定了本书所推荐的单方、验方与其他书籍所介绍的不同之处。在一些介绍单方验方的书上，大多是罗列一些方药，使读者在选择上无所适从，而本书所介绍的单方、验方，在每一方药的下面，都注明了适应证，这就减少了读者选择上的盲目性。

## 治疗肝病常用的单方、验方

1. 肝炎：

（1）茵田白背汤：

茵陈 30 克、田基黄 30 克、白背叶根 30 克、茅根 30 克、车前子 15 克、虎杖 15 克。

此方临床常用于治疗急性黄疸型肝炎。每日 1 剂，分 2 次服。

（2）田基黄汤：

田基黄 30 克、鸡骨草 15 克、土茵陈 15 克、人字草 15 克、板蓝根 15 克、蒲公英 15 克、夏枯草 9 克、甘草 6 克。

本方常用于急性无黄疸型肝炎。每日 1 剂，每日分 2 次服。

（3）燮枢汤：

柴胡 9~15 克、炒黄芩 9~12 克、炒川楝子 9~12 克、制半夏 10~12 克、草红花 9~10 克、白蒺藜 9~12 克、皂角刺 3 克~6 克、片姜黄 9 克、刘寄奴（或茜草）9~10 克、焦四仙各 10 克、炒莱菔子 10 克、泽泻 9~15 克。

运用时，可在本方基础上适当进行加减。每日 1 剂，分 2 次服（白天与睡前各一次），治疗各种慢性肝炎。

（4）舒肝开肺方：

柴胡 10 克、赤芍 30 克、当归 15 克、丹参 30 克、生牡蛎 30 克（先下）、广郁金 10 克、川楝子 12 克、桃仁 10 克、紫菀 10 克、桔梗 10 克。

本方用于治疗肝炎出现腹胀为主要表现的患者。每日 1 剂，分 2 次服。

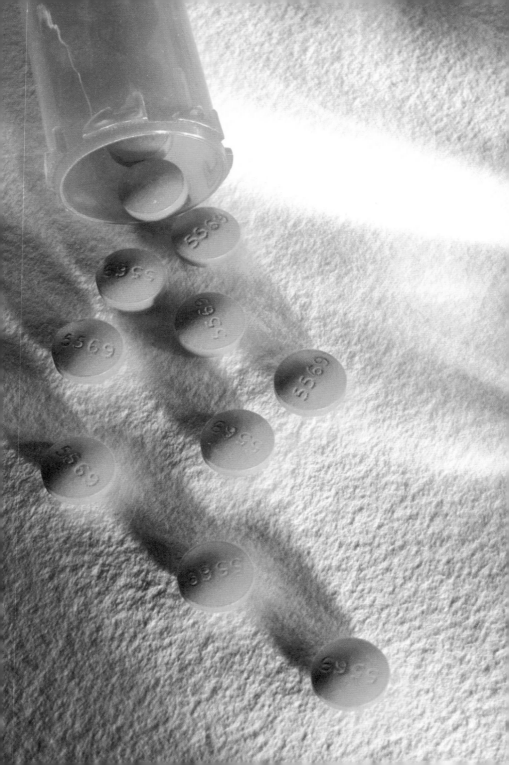

（5）清肝汤：

生地 15 克，丹皮 10 克，赤芍、白芍各 15 克，金银花 15 克，连翘 10 克，滁菊 10 克，水牛角 20 克（先下），茅根 15 克。

此方主要用于治疗有下列表现的慢性迁延性肝炎患者：胁痛胃胀、面色晦涩黧黑、唇色深褐、午后低热、舌质偏红或紫色、苔黄薄腻、脉象细弦、滑数或沈而有力。每日 1 剂，分 2 次服。

（6）犀泽汤：

水牛角 30 克（先下）、泽兰 15 克、苍术 9 克、四川金钱草 30 克、土茯苓 30 克、平地木 30 克、败酱草 15 克。

本方经过多年的临床实践，在治疗慢性乙型肝炎上，取得较满意的疗效。

（7）鸡平合剂：

鸡骨草 10 克、平地木 10 克、岩柏 10 克、马兰青 10 克、醡浆草 15 克。

本方用于治疗病毒性肝炎。无论有无黄疸，初起或久病不愈，血清转氨酶升高或持续不降的患者，用本方加减治疗，皆有较好的疗效。

2. 黄疸：常用于退黄疸的中草药有茵陈、青蒿、柴胡、黄柏、大黄、黄连、大青叶、蒲公英、郁金、败酱草、栀子、泽泻、田基黄、泽兰、龙胆草等。

常用验方有：

（1）柴青汤：

柴胡 12 克、大青叶 30 克、茵陈 12 克、土茯苓 10 克。

适用于急性黄疸型肝炎。每日 1 剂，每天分 2 次服。

（2）茵陈汤：

茵陈 30 克、龙胆草 12 克、蒲公英 30 克、板蓝根 15 克、金钱草 15 克、陈皮 6 克。

适用于肝病黄疸，且中医辨证为湿热并重的患者。每日 1 剂，每天分 2 次服。

（3）祛黄活血汤：

丹参 10 克、桃仁 10 克、茵陈 15 克、郁金 12 克、垂盆草 15 克、金钱草 10 克、姜黄 12 克。

适用于黄疸久治不退，且中医辨证有气滞血瘀表现的患者。每日 1 剂，每天分 2 次服。

3. 降转氨酶的中药及验方：常用于降转氨酶的中药有五味子、垂盆草、田基黄、连翘、黄连、苦参、山豆根、菊花、金银花、柴胡、丹参、酸枣仁、灵芝、蒲公英、板蓝根等。

常用的验方：

（1）三才降酶汤：

五味子 20 克、虎杖 15 克、丹参 10 克。

适用于肝炎转氨酶久治不降的患者。每日 1 剂，每天分 2 次服。

（2）补肝降酶汤：

柴胡 12 克、白芍 18 克、黄精 10 克、丹参 15 克、焦山楂 15 克、泽泻 15 克、当归 12 克、郁金 12 克、五味子 12 克、田基黄 15 克。

适用于慢性肝炎之转氨酶不降、胁肋胀痛、四肢乏力、大便不爽、舌淡苔白表现的患者。

4. 慢性肝炎肝区持续疼痛的验方：

（1）舒肝止痛汤：

川楝子 6 克、白芍 10 克、香附 10 克、厚朴 10 克、延胡索 6 克、柴胡 6 克、陈皮 6 克、丹参 10 克。

适用于慢性肝炎，且属于肝郁气滞的患者。每日 1 付，分 2

次服。

（2）复肝汤：

丹参 18 克、红花 12 克、桃仁 12 克、当归 15 克、郁金 15 克、木香 9 克、川楝子 6 克、连翘 9 克、栀子 9 克、板蓝根 12 克、紫河车 12 克、白术 9 克、白蔻仁 6 克。

适用于肝炎，且属于湿热郁结、气滞血瘀的患者。每日 1 剂，分 2 次服。

5. 单方：

（1）红木香：研成细末，每日用 9~18 克，分 3~4 次口服。用于多种肝炎的治疗。

（2）白毛藤：60~120 克，水煎，每日服 1 剂。治疗急性肝炎。

糯稻草：45 克，水煎，每天分 2 次服用。治疗急性黄疸型肝炎。

凤尾草：30~60 克，每日 1 剂，水煎后分 2 次服，5~7 天为一疗程。治疗急性肝炎。

木贼草（干）：30 克，水煎，每日 1 剂，分 2 次服。治疗急性黄疸型肝炎。

鲜垂盆草：150~300 克，加水 600 毫升，煎至 400 毫升，每天 100 毫升分 2 次服。儿童用量酌减。治疗各种急、慢性肝炎。

水飞蓟的果实：炒黄后碾成粉，每日 10 克，分 3 次服，30 天为一个疗程。治疗各种急、慢性肝炎。

（二）肝硬化

1. 延寿丹：

鳖甲胶（用蒲黄炒成）100 克、水蛭（用砂炒黄）20 克、穿山甲（用砂炒黄）50 克、海藻 100 克、血竭 10 克。

以上药物共同碾成细末，制成如梧桐子大的蜜丸。

2. 复肝丸：

紫河车 60 克、红参须 60 克、炙地鳖虫 60 克、炮甲片 60 克、参三七 60 克、片姜黄 60 克、广郁金 60 克、生鸡内金 60 克。

上述药物共研为极细粉末，水泛为丸。每次服 3 克，每日 3 次，用开水吞服。1 个月为 1 个疗程。此方用于治疗早期肝硬化或肝脾肿大。

3. 腐泔猪胆方：

解苦猪胆 1 个、豆腐浆 1 大碗。将豆腐浆加热后，搅入猪胆汁饮之。如果没有鲜猪胆，用干猪胆置温水中泡开亦可。

此方用于治疗肝硬化腹水。

4. 肝硬化腹水验方：

海藻 40 克、牵牛子 30 克、木香 15 克、川朴 50 克、生姜 25 克、槟榔 20 克、白术 25 克、人参 15~20 克、茯苓 50 克。

本方适用于治疗下列表现的肝硬化腹水患者：腹部膨大、腹水、小便少、身体消瘦、面色黧黑、舌发紫、苔白、脉弦缓或弦细、肝功能明显异常。

5. 疏肝消水汤：

当归 30 克、白芍 15 克、青皮 15 克、车前 10 克、大腹皮 30 克、白蔻 10 克、白术 20 克、牵牛子 30 克、鳖甲 10 克、龟板 10 克、山甲 10 克。

本方适用于治疗肝硬化腹水的患者。

6. 肝回春片：

醋制香附 240 克、青矾 120 克、黄芪 360 克、红枣去核 360 克。

上述药物经过工艺制作，制成肝回春片用于治疗早期肝硬化及各型肝炎，疗效颇佳。

## 第五节　肝炎、肝硬化中药外治法

所谓外用中药，是指不通过口服，只是把药物放置于人体的皮肤、穴位或经络上，通过这些部位的吸收，产生治疗效果。

外治法在我国具有悠久的历史，是中医治疗疾病的传统方法之一。为什么中药不需内服即可产生疗效呢？这是许多患者心中的疑问。

按照中医理论来说，人体外在的皮肤、穴位、经络是与内部的脏腑联系在一起的，因而内脏有病时，会反映到体表，中医借

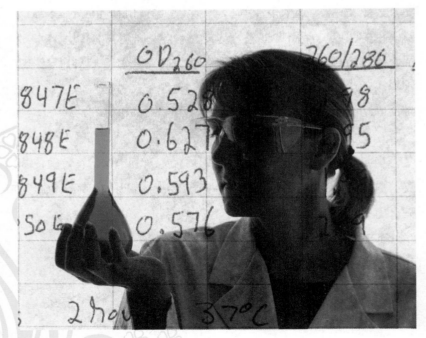

此而能诊断疾病；同时，药物也可以通过外部的皮肤、经络、穴位，经皮吸收到内脏，当然，被吸收的是药物的有效成分和气味。近年来，医学界对药物经皮吸收进行了深入的研究，证明了中药透皮吸收的可能性，为中医传统的中药外治法，提供了现代科学依据。

利用中药在体外对肝病进行治疗，具有很多特点和优点：

（一）方法简便，易学易懂易会

一般只需按照处方从药房购回中药，按要求放置于身体上的某一部位即可，所以特别适合长期的慢性疾病的治疗。

（二）使用安全，没有毒不良反应

由于药物不进入体内，只是经过皮肤进行吸收，因而不产生毒副作用，这一点对于肝病患者尤为重要，因为有许多药物会对肝脏产生毒性，如果把那些既对肝病有治疗作用，又对肝脏有一定毒性的药物，通过皮肤进行治疗，则既可获得疗效，又可免予损害肝脏。

（三）外用中药可长年使用，作用持久

由于药物经皮吸收的过程缓慢，因而作用也就非常持久，只要在皮肤上放置中药，就可以一天 24 小时产生疗效。

（四）奏效快，疗效较高

由于历代医学家对中药外用的研究不遗余力，所以中药外用的疗效既快又好。在一般人看来，中药外用应该是奏效较慢的，事实上，现在用以治疗肝病的外治法，疗效是十分快捷的。

鉴于中药外治法在肝病治疗中的确切疗效，本书特向读者推荐这一方法，并详细介绍外治法的操作过程。

## 一、吹鼻法

吹鼻法是将药物制成粉末，吹入鼻内以治疗疾病的一种方法。

苦素丹：甜瓜蒂（又名苦丁香）。

制用法：烘干，研为细末，筛过；取 0.1 克，分 6 包。先以 2 包深深吸入两鼻孔；隔 40 分钟，清洁鼻腔，再吸入两包；每隔 40 分钟清洁鼻腔，又吸入两包。共分 3 次吸完。间隔 7~10 天，依上法，再吸入 0.1 克。以此类推，吸完 0.4 克，为一疗程。即先后共吸 4 天，大约要间隔 30 天。急性肝炎为一个疗程，慢性肝炎两个疗程可见效。肝硬化则需 3~5 个疗程。

## 二、发泡法

用对皮肤有刺激性的药物贴于穴位，使局部充血、起泡。

紫皮大蒜 3~5 枚（去皮）、青黛 4 克、甜瓜蒂 2 克、冰片 1 克、茵陈末 0.5 克。

制用法：共捣如泥，放玻璃皿内，倒扣于上臂三角肌上端皮肤上，再用绷带固定，24 小时后取下，皮肤上会出现水泡。消毒后，将水泡中液体用消毒后的注射器吸出；涂 1%龙胆紫，加盖纱布保护，并以胶布固定。一般 3~5 天愈合。每 2~3 周，治疗 1 次。每 3 次为一疗程。左右臂交替敷贴，一般不超过两个疗程。用于急性黄疸型肝炎的治疗。

巴豆霜 9 克、硫黄 1 克。共研为细末，用油或酒精调成膏后，以纱布包裹并压成饼状，敷肚脐内，并以胶布固定。1~2 小时后，局部有刺痛感可取下，待水泻后再敷；如不泻，待片刻后再敷。主要功能是利尿排水，适用于肝硬化腹水。

## 三、湿敷法

湿敷法是用纱布浸吸药物，敷于患处的一种外治法。

砂仁 30 克、白糖 50 克、白矾 10 克、鲫鱼 1 条。先把砂仁研为细末，筛过；然后用白矾、白糖、鲫鱼共捣一起，以纱布包裹，贴肚脐中。每日换 1 次，2~3 次见效。适用于急性黄疸性肝炎。

胡椒 3~5 粒、麝香 0.9 克、雄鲫鱼 1 条只取背肉 1 块。先把胡椒研为细末，和鲫鱼肉共捣一起，用纱布裹好，用麝香少许置于肚脐中，外盖鲫鱼药饼，以胶布固定，每日换 1 次，一般 2~3 次见效。适用于急性黄疸性肝炎。

## 四、敷脐法

选用一定的药物，制成一定的剂型，填敷脐中，以治疗疾病的一种方法。

（1）甜瓜蒂、秦艽各 100 克，紫草、黄芩、丹参各 30 克，铜绿 15 克，冰片 6 克。除甜瓜蒂、冰片另研外，余药共研粉，装入薄膜塑料袋，每袋约 15 克，密封备用。取 15%酒精或温开水将脐内污垢洗净，将药粉倒入脐孔中，用胶布封盖。每 48 小时换药 1 次。适用于急慢性肝炎谷丙转氨酶升高者。

（2）水红花膏：水红花种子 50 克、阿魏 30 克、樟脑 10 克，将水红花子捣碎，水煎取汁加入阿魏、樟脑粉，熬成膏。取膏适量，摊于布上，贴于患者脐部，用贴布固定。皮肤发痒时则揭掉膏药，休息 1~2 天，皮肤不痒时，再换贴一次。此膏具有软坚消积、回缩肝脾的作用。适用于肝硬化肝脾肿大者。

（3）利水消膨膏：甘遂、雄黄各 3 克，麝香 0.15 克、田螺一个（去壳）。将甘遂、雄黄共碾成细粉末，加入田螺捣烂如膏备

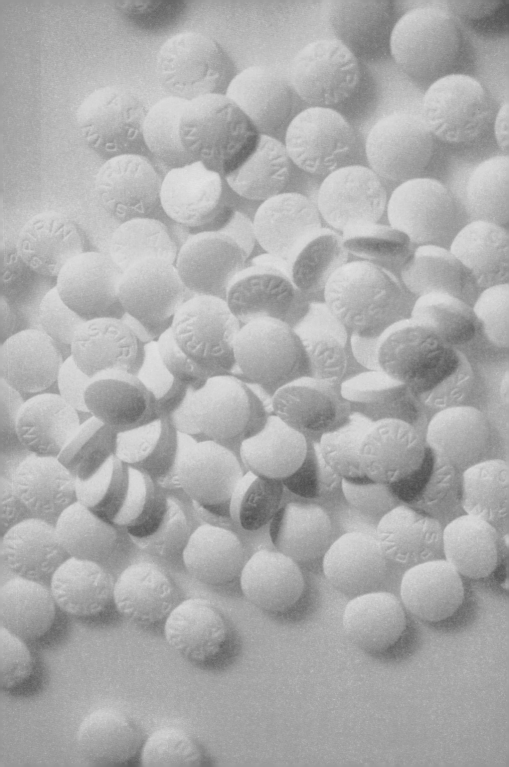

用。先取麝香 0.15 克填入患者脐中，再用药膏敷于上，用纱布、贴布固定。每日换药一次，待小便通畅，脐孔作痒时，去掉敷药。此膏具有利水消肿功效。适用于肝硬化腹水。

（4）山甲末 100 克，喷入乳香、没药酒精浸液 70 毫升，烘干研细，再加入鸡血藤水煎液 10 毫升、冰片少许，每次用 0.2 克，食醋调脐中，5 天换药 1 次。适用于肝病肝区疼痛。

## 五、涂搽法

涂搽法是将药物制成洗剂、酒剂、油剂、软膏等涂于患处的一种外治方法。

（1）茵陈、栀子、大黄、芒硝各 30 克，杏仁 18 克，常山、鳖甲、巴豆霜各 12 克，豆豉 50 克。煎汁，装瓶备用。用纱布蘸药汁涂于脐部，10 日为一疗程。病愈停用。适用于黄疸不退。

（2）丁香 12 克、茵陈 50 克。共煎浓汁，搽全身、四肢、周身，以汗出为佳。每日 1~2 次，每剂用 2~4 次。10 日为一疗程，病愈停用。用于黄疸不退之肝炎。

## 六、敷贴法

敷贴法是将药物研为细末，或与各种不同液体调成糊状，敷贴于一定部位以治疗疾病的方法。

（1）轻粉 6 克，巴豆霜 12 克，生硫黄 3 克。共研细末，制成药饼。取药饼一片于脐上，用布固定。敷药后会泻腹，泻 5~6 次后除去药饼。适用于肝硬化腹水寒湿型患者。

（2）阿魏 9 克、硼砂 6 克、蓖麻子 10 克、木香 36 克、芒硝 18 克。共研极细末，加水熬膏约 5 分钟，加入干姜、雄黄粉各 15 克调匀，摊于纸上，贴于水分穴上。肝脾肿大者，可同时贴于肝、脾部位。适用于肝硬化腹水、气滞血瘀型。

（3）白花蛇舌草、乌梅、僵蚕、虎杖、七叶一枝花、半边莲共研细粉，醋调贴敷于肝俞、脾俞、阳陵泉、阴陵泉、足三里等穴位，能治疗乙型肝炎。

（4）桃叶、蜈蚣、红花、炒山甲、王不留行、莪术、乳香、没药、阿魏、炙鳖甲。先将桃叶熬膏，然后加入上药熬成药膏，摊于布上，将膏药贴于肝脾区。可治疗慢性肝炎。

（5）猪胆汁60克、蜂蜜100克、斑蝥、雄黄各20克、麝香2克，将猪胆汁和蜂蜜文火煮沸，去渣，再入后三味（研末），搅匀后收膏备用。取穴：足三里（双）、阳陵泉（双）、日月穴（右）；阴陵泉（右）、脾俞穴（双）。取药膏1克，贴于穴位上用胶布固定。7~10日1次，交替使用，3次为一疗程，治疗病毒性肝炎。

（6）大戟、甘遂、沉香、肉豆蔻、广木香各12克。烘干共研细末。以酒250毫升和匀，装入猪膀胱里，置于脐上，外盖塑料薄膜，用布固定，每天固定半小时。药酒干时再换新药。适用于肝硬化腹水。

## 第六节　中药、西药合用治疗肝病及注意事项

中西药合用以治疗各种肝病，是肝病治疗中的一个大课题，也是关系到患者切身利益的问题。就目前国内治疗肝病的情况来看，中西药合用以治疗肝病，目前已成为肝病治疗中的主流方向，这是因为中西药合用的疗效，确实是单用西药或单用中药所不可同日而语的，尤其对于一些难治的肝病，如慢性活动性肝炎、肝硬化等，中西药合用的疗效尤其突出。

在前文中，我们已多次强调过中西药合用的重要性，并希望患者最好能找到既通西医又懂中医的医师进行治疗，然而这种情况并不是每位患者都能遇到的，因此本节想要重点讨论一下中西药合用以治疗肝病的问题，以使读者对此有一个明晰的认识，在肝病的治疗中，掌握中西药合用的一些规律，并可操作之，以便达到提高疗效、恢复健康的目的。

## 一、中西药合用的可能性

中西药合用已是一个毫无异议的问题，之所以提出这个问题，是希望读者了解为什么中西药合用可以提高临床疗效。

## 二、中西药合用治疗肝病的规律

由于肝病的种类繁多，因而在各种肝病的治疗中，中西药合用时也有不同的规律。概括而言，急性肝病，如急性肝炎的中西药合用，没有什么特别的要求，单独用西药、单独用中药或是既用中药又用西药，都是可以的，中药、西药之间也没有什么禁忌，具体实施时，可以按前文所讲的西医治疗的同时，根据不同的症状，选取中药处方进行治疗。

本节所要讨论的中西药合用规律，主要是指慢性活动性肝炎的治疗，尤其是类固醇和中药合用的问题，一是类固醇的不良反应，二是类固醇停药后的病情反复。这两个问题是目前利用类固醇治疗肝病时需要解决的，这两个问题解决不好，疗效不但不能保证，有时反而可能造成肝功能的损害。中国的肝病患者是非常幸运的，类固醇使用中的难题，可以由我们传统的中药来解决，通过近几十年来的临床研究发现，选择合宜的中药与西医使用的激素相配伍，可以增加类固醇的疗效，减少类固

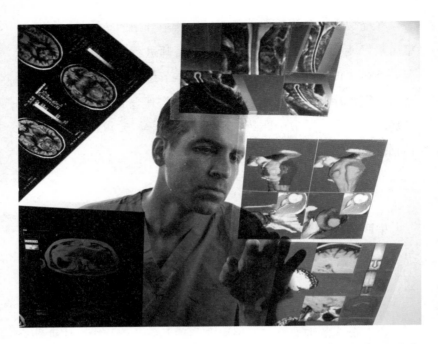

醇的不良反应，对于一些经常反复的肝病，在配用中药后可减少其复发。

类固醇和中药合用是有规律的，不能像前面所说的"各自为政"，而必须两者有机结合。那么，类固醇和中药应如何有机结合呢？主要是按照使用类固醇的不同阶段，配以不同的中药：

（一）在开始大剂量使用类固醇的 8 周时间里，配以滋阴降火的中药

在大剂量使用类固醇的阶段，患者一般会出现多个系统功能紊乱的不良反应，患者表现为肥胖、脸变圆月形、体重增加，皮肤出现痤疮（俗称青春痘）、多毛、高血压等。按照中医理论，出现这些症状，是由于肾阳上亢所致，进而推断出类固醇是属于壮肾阳的药物，因而在大剂量使用类固醇的一周时间里，应配合服用滋阴降火的中药。

基本处方：知母 15 克、黄柏 10 克、熟地黄 15 克、生地黄

20 克、山药 20 克、丹皮 10 克、茯苓 20 克、山萸肉 15 克、泽泻 10 克、麦冬 10 克、金银花 10 克。

在大剂量服用类固醇的阶段，应配合服用以上中药，1 日 1 剂。

同时，还可根据症状的不同，进行一些加减：

（1）面部出现痤疮者，可加竹叶 15 克、车前草 10 克。

（2）大便干燥，秘而不通者，加生大黄 6 克（后下），便秘消除后，去掉大黄，仍服基本处方。

（3）失眠多梦，烦躁不安者，加龟板 30 克（先煎）、鳖甲 30 克（先煎）、地骨皮 15 克、磁石 25 克（先煎）。

（4）服用类固醇时，如易患感冒、抵抗力下降可加入黄芪 15 克。

（5）大剂量使用类固醇的后期，若各种不良反应减弱，或消退，可以把基本处方的金银花和杭菊花去掉。

大剂量使用类固醇的阶段，每日都要服用以上基本处方 1 剂，根据出现症状的不同，可加入一两味药，加入的药一般是为了解除症状，所以在症状解除之后，即应去掉所加入的药，仍然服用基本方。

（二）在类固醇减量阶段，应配合以补气壮阳的中药

这一点读者可能不难理解，因为类固醇有壮阳的作用，在大剂量治疗一周后，人体对此已有所适应，此时若减少类固醇用量，人体反而会有所不适，出现阳虚的症状，主要表现为：面色苍白、四肢发凉、怕冷畏寒、疲倦乏力、夜尿增加，有些患者出现阳痿等症状。因此，应服用补气壮阳的中药：

基本处方：白附片 10 克（先煎）、枸杞子 15 克、杜仲 15 克、熟地黄 15 克、桑寄生 15 克、何首乌 20 克、肉桂 6 克、黄芪 20

克、龟板 30 克（先煎）、山萸肉 15 克、山药 15 克、白术 20 克、茯苓 10 克、泽泻 10 克。

在以上基本处方的基础上，还可根据不同的症状，对药味进行加减：

（1）如全身畏寒怕冷症状严重，出现夜尿过多、阳痿、四肢发凉症状者，可加用鹿茸 1 克，把鹿茸单独用水煎，睡前连同基本处方所煎药汁，一同服下。鹿茸在开始使用时，应以 1 克为起始点，以后可根据症状的轻重而增加用量，但 1 日不可超过 3 克。

（2）若出现皮肤痤疮、咽喉肿痛，则应把基本方中的肉桂去掉，加入知母 10 克、黄柏 6 克。在减用类固醇的全过程中，都可服用基本处方，如果其他症状不明显，则不需要加药，只服基本方即可。

（三）在类固醇维持用量阶段，应配合补肾健脾的中药，长期服用

当类固醇的用量减至最小剂量后（一般是每日 5~15 毫克），应将此剂量作为维持量，持续服用半年或更长的时间。在维持这一剂量进行治疗的阶段，患者一般会有脾肾亏虚的症状，一般表现为：食欲不佳、身体倦怠无力、抵抗力下降、易患感冒等，这一阶段的患者，应配合服用补肾健脾的中药。

基本处方：山药 15 克、白术 20 克、茯苓 15 克、熟地黄 15 克、丹皮 10 克、山萸肉 15 克、泽泻 6 克、党参 15 克、黄芪 15 克、枸杞子 10 克、陈皮 9 克、桑寄生 15 克。

同样地，根据症状的不同，可以加减一些中药。

（1）如有面部痤疮、小便黄赤者，加白茅根 15 克、淡竹叶 15 克。

（2）有腹泻者，加淡竹叶 15 克、车前草 15 克。

（3）有全身乏力严重、动则气喘吁吁者，加冬虫夏草 10 克。

（4）有恶心呕吐症状者，加砂仁 3 克、生姜 6 克、制半夏 6 克。

（四）停用类固醇时，需配合以补肾壮阳的中药

在类固醇维持用量使用半年以上后，如果各种症状、病情好转或消失，则应考虑停用类固醇，此时必须使用补肾壮阳药，道理同减少类固醇用量必须使用补气壮阳中药一样。

停用类固醇后，患者一般会出现面色苍白、全身疲惫无力、四肢发凉、畏寒怕冷等症状，此时必须服用补肾壮阳力量较强的中药。

基本处方：仙茅 15 克、仙灵脾 15 克、白附片 10 克（先煎）、冬虫夏草 15 克、补骨脂 15 克、菟丝子 10 克、益智仁 10 克、黄芪 15 克、五味子 10 克、龟板 30 克（先煎）、熟地 20 克、白芍 15 克、党参 10 克。

在停用类固醇后，需服用此基本方一个月以上，1 日 1 剂。

服用此方一个月之后，可以去药店购买两种中成药：金匮肾气丸和健脾丸，作为今后长期服用的药物。这两种中成药可以在药店买到。这两种中药对于慢性肝炎及肝硬化都具有一定的治疗作用。

综合以上所述，中西药合用的问题，以中药与类固醇配伍治疗慢性活动性肝炎最为重要，因为慢性活动性肝炎是肝病中较为严重的一种，如果治疗不当或治疗不彻底，长期缠绵不愈会演变为肝硬化或肝癌，因此必须予以高度重视。如果不了解这一点，往往会造成严重问题，假如在大剂量使用类固醇时，不配以滋阴降火的中药，却反而吃一些壮阳补气的中药，则会出现严重的不良反应。使用类固醇的慢性活动性肝炎患者对本节的内容切切不可掉以轻心。

本书在以前的章节中，已介绍了肝病的基础知识、中西医的

治疗方法，相信读者对肝病的情况有了一个较为清晰的认识。

总的来说，肝病尤其是慢性肝病，是一种病程长而治疗难度大的疾病，单独依靠药物治疗，虽然是现今医学界治疗肝病的主流，但却远未达到完善的水平，很多患者历经中西药物的治疗，却不能获得满意的疗效。

近年来，国内医学界根据肝病的一些特点，在采用中西药物治疗的同时，有意识地选用一些其他疗法介绍给患者本人或其家属，让他们在家庭中进行自我治疗，结果取得了十分可喜的疗效。

第五章 肝病的其他疗法

近年来，国内医学界根据肝病的一些特点，在采用中西药物治疗的同时，有意识地选用一些其他疗法介绍给患者本人或其家属，让他们在家庭中进行自我治疗，结果取得了十分可喜的疗效。读者可以根据内文对照图谱进行自我治疗与康复，也可以购买一幅针灸穴位图挂在自己的房间中，并根据本书所提供的穴位，找出位置进行自我治疗。

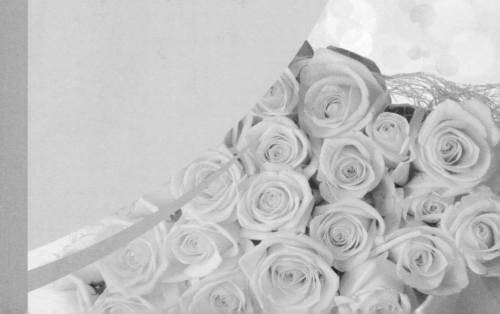

# 第一节　自然疗法的概念及对肝病的疗效

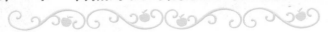

## 一、自然疗法是没有任何毒副作用的疗法

　　由于现代社会文明的进步，给人们带来了诸多生活上的便利，但不可避免地造成了大气、水源的污染，生活在这种污染的环境中，人们所患疾病的种类及病情，都较往昔有了很大不同，疑难杂症越来越多，病情也越来越复杂。

　　各种药物的出现，使人类战胜了以前比较多见的细菌感染性疾病，但人类对一些病毒感染性疾病和有些慢性疾病，如肝病、糖尿病、高血压等，并未过多受益于新的药品。究其原因，主要

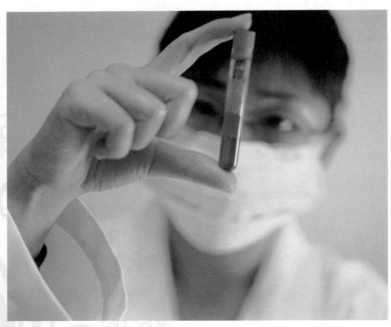

是由于迄今为止医学界尚未发现能够杀灭病毒的药物，以及这些慢性疾病的病程漫长，患者往往伴有内部脏器的损害，而新的化学药品的不良反应往往又没有办法避免，有时因为药物的使用不当，反而造成了病情的加重或恶化。

在这种情况下，20 世纪 80 年代初开始，一些欧美国家首先把目光转向了"不使用药物而治疗疾病的方法"，也就是自然疗法（天然疗法）。像日光疗法、音乐疗法、运动疗法等，都是在这一时期流行于世界的。

随着中国的对外开放，西方医学界十分惊异地发现，中国人几千年来用以治疗保健的中医学，竟然完全符合自然疗法的要求。像中医使用的针灸、气功、推拿，都是完全不借助于药物而治疗疾病的。而即使使用中药治病，西方医学界也视之为自然疗法，因为中药都是由自然界天然的植物、动物、矿物而来，并非是化学合成品。加上中医的确具有疗效，使得西方医学界对自然疗法的概念，大大扩展了。

目前认为，中医疗法的内容都属于自然疗法，但若中药使用不当，也会造成一些不良反应，因而国内一般不把中药疗法当作自然疗法。

由于中医的药膳、针灸、穴位按摩、经络锻炼以及气功疗法不仅疗效好，而且具有丰富的理论基础，因此本书主要介绍这几种疗法。其中，除了针灸疗法需要由专门的医生来操作外，其他几种疗法都适宜于患者或家庭成员自己动手施行，所以掌握这些疗法的具体内容，是患者在家庭中自我治疗、自我调养、自我康复的重要方法，是每位患者都需要知道的。

## 二、其他疗法是肝病患者康复的重要方法

大家都已知道，用于治疗肝病的药物层出不穷，每年都有数不清的新药诞生，这些药物一般都具有一定的疗效，然而大多疗效并不稳定，而其带给人体的不良反应，又不是短期内可以发现的。所以，目前医学界主张对于肝病的药物治疗，一定要采取较为慎重的态度，切不可因为治病心切而滥用药物，能不用的药物尽量不用，以免加重肝脏的负担。

而其他疗法对于肝病患者来说，则不必有任何顾虑，因为不需要服食药品，所以不会产生药害。同时，其他疗法对肝病的治疗效果十分突出。尤其需要注意的是，其他疗法一般是通过激发人体自身的潜能，来调整患者身体内部环境的失衡，这是任何药物都难以企及的。

另外，中医认为，"久病必成瘀"，慢性肝病患者，如慢性肝炎及肝硬化患者或多或少都有一些瘀滞征象，如面色晦滞发暗等。这些瘀滞之象，只通过药物来解除是十分困难的，如果能配合以针灸和推拿，或是进行经络锻炼，则往往不需任何药物就可以解决问题。

从研究成果看，上述隶属于中医范畴的疗法，不仅可以改善肝病患者的症状，而且可以从根本上改善患者的体质，因此这些疗法对于肝病患者来说，是标本兼治的医疗方法，疗效十分可靠。

## 三、其他疗法在肝病治疗时应注意的事项

本书所介绍的各种疗法，都是隶属于传统中医的范畴，因而具有坚实的中医理论基础，它不同于一些新兴的自然疗法，如音乐疗法、鲜花疗法等，这些新兴的自然疗法往往只能解除患者某

一方面的症状，而没有对疾病进行全面治疗的作用。

而药膳、针灸、推拿、气功、穴位以及经络等疗法，从本质上讲，它们本身就属于中医，而且历经了千百年的临床实践，它们对疾病的治疗是全方位的。同时，在施行这些疗法时，也需要注意一些问题：

首先，要掌握各种疗法的内涵，了解各种疗法的适应证，不能因为自然疗法没有不良反应就随便用。

其次，自然疗法不借助于药物，它通过激发人体的自愈能力来治疗疾病，因此其疗效的获得，并不是进行一两次治疗就能达到的，而应长年坚持，持之以恒，日久自然显现其功效。而且一旦出现疗效，其疗效就十分显著，并且不会有病情复发、疗效不能维持的现象。

最后需要了解的是，其他疗法既可用以治疗，也可用以强身，即使无病之人应用，也不会有任何危害，反而可以延年益寿，所以即使在肝病痊预后，也还应继续坚持这些自然疗法。

以上三点是肝病患者在进行各种疗法时需要注意的几个问题，以下在介绍各种疗法的具体内容时，还有一些具体的要求，也需要加以注意。

本章将主要介绍几种治疗肝病的自然疗法，包括饮食疗法、经络锻炼法、穴位按摩法、针灸疗法等。

## 第二节　饮食疗法

中国是一个历史悠久的文明古国。其中饮食文化就是中国文明发展的重要标志之一。早在上古，神农氏就开创了我们中华民族的饮食文化。当时药物与饮食还没有分开，许多植物既被用作药物，也作为食物来食用，这在最早的医书《黄帝内经》、《伤寒论》中便有大量的佐证。后来，食物与药物逐渐分开，古人在使用药物治病的同时，也开始运用那些没有不良反应的食物调养和治疗疾病了。

在食疗的配伍中，也是以中医理论为基础的。也就是说中医的阴阳五行、脏腑经络、辨证施治等理论被广泛运用于食疗之中。例如，急性黄疸型肝炎常表现为肝经湿热，则需选用清利湿热的药膳，慢性肝炎和肝硬化常表现为肝肾阴虚，故须选用滋肝养肾的药膳，还有些肝硬化患者表现为淤血停滞的症状，这时则应多用些滋补肝肾且能活血化瘀的药膳。如果选择不合理或者选择正好与病症相反，不仅没有疗效，甚至可能产生严重的不良反应。

## 一、肝炎患者的饮食改变及其应对

为什么食物的药膳能够防治疾病呢？中医学认为，食物和药膳与药物一样，能够祛除病邪、消除病因、补虚扶正，调整脏腑的功能状态，纠正身体阴阳偏盛偏衰的不正常状态。与药物的不同之处在于：食物的作用更加平和，没有不良反应，便于长期食用。本节将从单味食物和药膳两个方面向读者介绍一些常用的治疗肝病的方法。

1. 缺少食欲 。在肝炎患者中，食欲不振甚至出现恶心呕吐是常见的症状。肝炎患者往往不思饮食，当肝功能损害达到一定程度，体重便会下降。这时患者要采取积极的措施，以改变这种状况。

患者并非一整天都没有食欲，有的患者在早晨会有好的胃口。

如果是这样的情况，早餐应更多地摄入蛋白质和营养物质。例如，把每日蛋白所需量的 1/3 安排在这个时间，而其他时段当你胃口不畅时可以考虑使用营养品代替。

2. 味觉和嗅觉的改变 。肝炎患者以前喜欢的食物，突然不喜欢了，甚至看到这些食物就会反胃。红色肉类等蛋白食品，更是如此，但蛋白食品对人体是非常重要的，它不仅仅供给能量，还帮助抵抗感染和获得更好的治疗效果。如果对红色肉类反胃，可以尝试食用鸡肉、鱼肉、豆类、奶类和蛋类等其他蛋白食品。

烹饪的油烟味或烘烤的食物让一些肝炎患者感到不舒服。可以尝试凉菜、增加通风、采用微波炉或用煮的方法来减少产生的气味。当患者在住院的时候遇到这种情况，可以叫护士或家人在把食物送入房间前，把盖食物的盖子打开，以让气味散去。

3. 恶心 。恶心是咽后部和（或）胃部的一种不适感觉，并可

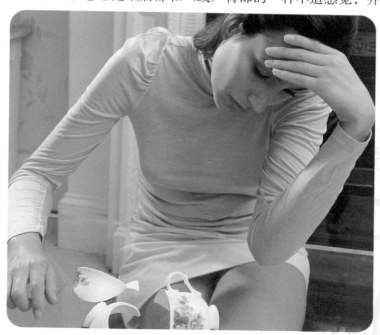

引起呕吐。有时候恶心甚至比呕吐给患者带来更大的痛苦。呕吐是指胃内容物从口排除，此反射过程受大脑呕吐中枢控制。它可以由于各种刺激引起，如气味、味道、疼痛、运动、低血流量等。

一个人感觉恶心时都会不想吃东西。但人不能长期不摄入食物。每 2~3 小时吃少量的东西，或许可以成为一个很好的解决方法。在这种状态下，一个均衡的食谱相对于进食来讲，显得是次要的。

在恶心的时候，要尽量避免饮用柑橘类的果汁（如橙汁、柚子汁、菠萝汁等），因其蕴含的酸能刺激胃部。而苹果汁、葡萄汁、鸡汤、清茶、运动饮料，可以缓慢饮用。

如果被清晨恶心的问题困扰时，可在早上醒来的时候吃一些饼干。同时，起床的动作尽量缓慢。避免香辣、油腻和油炸等浓味道的食品。

采用上述方法之后，如果你的恶心问题还是没有得到解决，那么就需要咨询你的医生了。

4. 有饱胀感。有些患者经常有饱胀感，这是因为当肝脏发炎或肿大的时候，它可以压迫胃部产生饱胀的感觉。为了解决这个问题，可以每餐吃少些东西，并且间歇一段时间后再喝些流质的食物。因为饮料可以占用胃的空间，从而减少食物的摄入量。可以用每天 6 小餐的方法来代替传统的 2~3 大餐。虽然每次吃的东西会减少，但你吃的次数会增多，量还是增加了。

## 二、肝炎患者的饮食中应注意的问题

由于肝脏是人体的一个大的"化学加工厂"，人吃进去的食物经胃肠吸收后都运送到肝脏。在肝脏"加工"成人体自身的蛋白质、脂肪和人体代谢所需要的糖，还可变成能量使人能正常地进行工作和学习。一旦这个"化学加工厂"受到破坏，吃进的食物则不能正常地进行"加工"。肝脏"加工"这些食物的能力是不同的。按"加工"的难易程度来分，肝脏最容易加工的食物是糖和淀粉类，其次是蛋白质，最后是脂肪。因此在肝炎的急性期，患者应以进食糖和淀粉类食物为主，饮食要清淡，易消化吸收，富含维生素，可少量多餐。肝炎恢复期可增蛋白质的摄入量，有助于肝细胞的恢复。肝炎恢复期患者的食欲增加，但要注意控制体重，过于肥胖较易加重肝脏负担，引起脂肪肝。肝硬化时要低盐饮食，以利腹水的消退，还要避免食用较硬的食物，以免造成食道静脉破裂大出血。此外肝病患者还不宜饮酒。

（一）急性肝炎患者的饮食原则

对急性肝炎，除以中西医结合治疗外，饮食疗法也是促进急性肝炎康复的重要手段。患病期间应注意休息，调节饮食结构，药物食物相结合，设法促进食欲，制订出适合自己的饮食方案，一般肝炎患者的饮食要新鲜，易消化，并含有一定数量的蛋白质、碳水化合物和维生素 B、维生素 C。对急性肝炎患者的营养治疗应强调高蛋白质、高碳水化合物、高维生素、低脂肪食品，即"三高一低"。

1. 高蛋白质。既要注意蛋白质的量，同时也要注重蛋白质的品质。在高蛋白食物中，必须选用含氨基酸丰富的食物，如蛋类、牛奶、瘦肉类和豆制品，而含脂肪过多的肥肉食后不易消化，常有腹胀感，故不宜食用。肉类食物宜选用鱼肉、兔肉、鸡肉、猪瘦肉等。豆类蛋白如豆制品、与动物蛋白同食，有互补作用，可提高其生理价值，但消化不良，食后有胀满感者，豆腐不宜多食。

2. 高糖。肝炎患者膳食糖量的供给，应适量加，而不宜过量。

3. 补充维生素。肝脏受损害时，维生素摄入和合成减少，且消耗增加以致缺乏，故必须适当补充 B 族维生素、维生素 C 及维生素 A 等。

4. 低脂肪。大量食用高脂肪的物质，强迫肝脏分泌胆汁，会增加肝脏的负担，使病情加重。因此，在急性肝炎期，应当少食含有脂肪的物质，以患者能耐受又不影响食欲及消化为度。在黄疸消退、食欲增加时，可食用易消化的含胆固醇少的脂肪，如植物油、奶油等。

## (二) 慢性肝炎患者的饮食原则

慢性肝炎的饮食与急性肝炎有所不同，以进食清淡、易消化、富含营养的食物为原则，应摄入含足够蛋白质、糖类、维生素及矿物质的食物。黄疸患者应减少蛋白质摄入，脂肪不必限制过多，以不影响食欲为度，但已形成脂肪肝者则应限制。

所食食物宜杂，不应偏食，因为食物也有四气五味之偏，它们对人身五脏的作用各不相同，过食某种食物必然会产生不良影响，这也是食疗理论的重要依据。主食应以米、面等软食物为主，可以多食用大米、小米、玉米及赤豆等制作的粥、馒头，副食应多食新鲜蔬菜、水果，可适当进食牛肉、羊肉、猪肉、蛋类、动物肝脏等。不宜多吃刺激性强的食物，如葱、姜、蒜以及煎炸炙之品。应严格戒酒戒烟，酒的主要成分乙醇及其代谢产物乙醛，均可损害肝细胞，黄疸肝炎患者已有肝细胞的损害，影响了对乙醇的解毒功能，若再饮酒，必然会进一步破坏肝脏，加重病情。

## (三) 肝硬化患者的饮食原则

慢性肝炎患者应少食多餐，不应有饱胀的感觉，切忌暴饮暴食，并根据自己的辨证分型选择合理的食物。另外，生活要有规律，可适当参加一些轻松愉快的活动，保持乐观的情绪，树立战胜肝病的信心。

肝硬化是一种常见的慢性进行性肝脏疾病。目前，治疗肝硬化尚无特效药物。肝硬化患者一般食欲较差，消化功能下降。因此，妥善安排肝硬化患者的饮食，保证患者的合理营养，是肝硬化治疗过程中举足轻重的事。由于肝功能受到损害的程度轻重不一，往往出现不同的并发症，因而对饮食的要求也不一样。但肝硬化患者饮食的一般原则是相同的，肝硬化患者需要足够的营养，但要防止因强调"营养"而大量服用高糖、高蛋白、高热量和低脂肪饮食。一般说来，肝硬化患者的饮食要注意以下几个方面：

（1）食谱应多样化，讲究色美味香及软烂可口易消化。

（2）要有足够的热量。按体重计，每日每千克体重约需热量35~40千卡。

（3）要有全面而丰富的维生素。B族维生素对促进消化、保护肝脏和防止脂肪肝有重要生理作用。维生素C可促进新陈代谢并具有解毒功能。脂溶性维生素A、维生素D、维生素E对肝都有不同程度的保护作用。

（4）适量的蛋白质。一般每日供给100~120克。而在肝功能严重受损或出现肝昏迷先兆症状时，则不应给予高蛋白饮食，而要严格限制进食蛋白量，以减轻肝脏负担和减少血中氨的浓度。

（5）摄入适量的矿物质。近来有报道，肝硬化患者体内锌和镁离子的缺乏已受到人们的注意，因此我们在日常饮食中应适量摄取含锌和镁丰富的饮食，如瘦猪肉、牛肉、羊肉、鱼类以及绿叶蔬菜，豌豆和乳制品等。

（6）糖类供应要充足。主食每日以300~500克为宜。

（7）脂肪不宜过多，禁用动物油，可采用少量植物油。

（8）食盐摄入要适量。食盐的每日摄入量以不超过 1.0~1.5 克为宜。

（9）禁止饮酒。

（10）食物宜柔软不宜粗糙。

（11）少食多餐。

另外，肝脏患者虽然多吃蔬菜和水果有益，但应防止过多食用对肝脏有损害的食物，如扁豆、萝卜、蒜、洋葱、菠菜等。

总之，肝硬化患者的饮食，一定要根据患者的具体情况，合理调剂搭配。既保证营养全面，又不使之过量。不足有害，过亦不利。

### 三、肝病宜经常食用的单味食物介绍

1. 粟米：即小米，味甘咸，性凉。可用小米与山药末共煮糊食用，治疗慢性肝炎脾虚泻泄者。亦可用粟米稀饭作肝病患者的早餐。

2. 甘薯：又称地瓜。味甘，性平。急、慢性肝炎见黄疸者，可煮食甘薯协助退黄。亦可制作菜肴佐餐。

3. 山药：味甘，性平。具有健脾补肺、固肾益精之功效。慢性肝炎、肝硬化脾胃虚弱泄泻、纳呆者，可用山药 500 克、红枣 60 克、粳米 250 克，煮粥食用，可健脾止泻。亦可用山药菜肴佐餐。

4. 薏仁：即薏米。味甘淡，性凉。具有利水渗湿、清肺除热、健脾止泻之效。急慢性肝炎、肝硬化、泄泻等症者，可与粳米煮粥佐餐；肝硬化腹水者，可与冬瓜皮、赤小豆各 30 克同煎服，有利水消肿之效。

5. 绿豆：味甘，性凉。具清热解毒、清暑利水之效。急性肝

炎湿热症明显者，用绿豆煮粥或熬汤服用，有清热利湿之效。

6. 赤小豆：味甘酸，性平。具清热利水、散血消肿之效。肝硬化腹水者，可用本品 500 克、活鲤鱼 1 条（重 500 克以上），同放锅内加水 2000~3000 毫升，清炖至赤小豆烂透为止，将赤小豆、鱼、汤分数次服下，每日或隔日 1 剂，连续服用，以愈为止。

7. 西红柿：味甘酸，性微寒。具生津止渴、健胃消食之效。肝病患者可以本品当水果生吃（脾胃寒者不宜生吃），亦可作为菜肴佐餐。

8. 胡萝卜：味甘，性平。有健脾化湿之效。可用本品作菜肴，佐餐。本品不宜生食。

9. 莴苣：味甘苦，性凉。有清热利水、通乳之效。对肝硬化腹水患者尤宜。

10. 藕：味甘，性寒。其生者具有清热生津、凉血散瘀之效；熟者具有健脾开胃、补血、止泻之效。肝病患者出现消化道出血或皮下出血、齿鼻出血等各种血证，可用藕汁口服，有止血之效。亦可用藕粉调成甜羹作正餐或佐餐用，有健脾开胃之效。

11. 银耳：即白木耳。味甘，性平。由于作用缓慢，久服才有效。

12. 荸荠：味甘，性寒。具清热生津、化痰明目之效。肝病患者除脾胃阳虚者，均可生食或绞汁服食。亦可用本品打碎煎汤代茶饮（每次 120 毫升），对治疗湿热黄疸、小便不利者有效。

13. 龙眼肉：即桂圆肉。味甘，性平。

14. 枣子：即大枣、红枣。味甘，性平。有补益脾胃、养血安神之效。

15. 冬瓜：味甘淡，性凉。亦可用本品与活鲤鱼不加盐煮服，作为肝硬化腹水辅助治疗。

16. 鸡肉：味甘，性温。肝病患者若肝功能正常，湿热症不明显并有肝血不足之症，可用鸡做成菜肴适当饮汤吃肉。肝昏迷、血氨升高者不宜食用。

17. 鸭肉：味甘咸，性微寒。用鸭制作的各种菜肴适合肝病患者适当食用。对有热证或阴虚证及肝硬化腹水的患者尤宜。若脾胃虚寒或肝昏迷血氨升高者不宜食。

18. 兔肉：味甘，性凉。适合肝病患者制作菜肴食用，但慢性肝炎、肝硬化见脾胃虚寒或肝昏迷血氨升高者禁食。

19. 泥鳅：味甘，性平。可制作成菜肴佐餐。亦可制作不同的食疗处方，如湿热型黄疸可用泥鳅炖豆腐煮食。又如急慢性肝炎可用泥鳅焙干碾粉，每日 3 次，每次 10 克，有恢复肝功能的作用。

20. 鲤鱼：味甘，性寒。肝病患者可适当食用鲤鱼制作的菜肴。亦可用鲤鱼 1 条、赤小豆 30~60 克煮食，治疗肝硬化腹水有黄疸者。

21. 鲫鱼：味甘，性平。肝病患者可适当食用其制作的菜肴。亦可用鲫鱼 1 条、砂仁 3 克、葱 10 根煮食治疗肝硬化腹水。

22. 龟肉：味甘咸，性平。有滋阴补血之效。慢性肝炎肝硬化湿热不甚而阴虚较明显者，可用龟肉制作菜肴适当食用。肝昏迷或血氨升高者不宜食用。脾胃功能不良者少食。

23. 文蛤：味咸，性寒。黄疸型肝炎患者可煮食文蛤，有清热利湿退黄之效。

24. 鳖肉：味甘，性平。有滋阴凉血之效。用鳖肉作菜肴适当食用，肝昏迷或血氨升高者不宜。脾胃功能不良者少食。

25. 鹌鹑肉：味甘，性平。其制作的菜肴适合肝病患者食用。若患者消化不良，食欲不振亦可用鹌鹑 1 只、党参 15 克、山药

50 克，共煮熟食用。肝昏迷、血氨升高者不宜食用。

## 四、肝病患者常用药膳介绍

（一）病毒性肝炎常用的药膳

1. 茵陈粥：

来源：《家常食物巧治病》

配料：棉茵陈 30 克、白糖 30 克、粳米 50 克。

制作：先将茵陈洗净，煎水、去渣、留汁液。同粳米煮粥，待粥将熟时，加入白糖 1~2 克煮沸即成。每日分 2 次服食，连服 7~10 天。

适应证：本方具有清热解毒、利湿退黄的功效，可用于急性黄疸型肝炎。

2. 玉米须蚌肉汤：

来源：《中国药膳学》

配料：玉米须 50 克、蚌肉 120 克。

制作：先将蚌肉放入瓦罐文火煮熟，再放玉米须一起煮烂。每次吃蚌肉 30 克、喝汤 100 毫升。急性黄疸期每日 2 次，黄疸消退后隔日 1 次。

适应证：本方可清利湿热、平肝退黄。适用于急性黄疸型肝炎。

3. 鸡骨草蜜枣煲瘦猪肉：

来源：《中国食疗学》

配料：鸡骨草 30 克、蜜枣 7~8 枚、瘦猪肉 100 克。

制作：上三味加水适量煎煮，食盐小量调味。去渣，喝汤吃肉，每日 1 剂。

91

适应证：本方具有清湿热、解毒、退黄、扶正护肝之效，适用于急慢性肝炎湿热证明显者。

4. 田基黄蜜枣煲猪肝：

来源：《中国食疗学》

配料：田基黄（又名地耳草）30克、蜜枣7~8枚、猪肝100克。

制作：将猪肝切成片，加田基黄、密枣用清水适量煎煮，加食盐少量。去渣，饮汤食猪肝。

适应证：本方清热祛湿、扶正护肝，可用于急慢性肝炎湿热证明显者。

5. 豆腐泥鳅：

来源：《肝胆病的饮食治疗》

配料：鲜豆腐100克、泥鳅数条。

制作：将泥鳅放置盆中养1~2日后取出，宰洗干净，切成3.3厘米长段，与豆腐共放锅中，加水适量，煎煮至熟烂。吃泥鳅豆腐喝汤，每日1次，每次一小碗。

适应证：用于急慢性黄疸型肝炎，对谷丙转氨酶升高者有降低作用。

6. 郁金鸭：

来源：《家常食物巧治病》

配料：嫩鸭半只、郁金10克、山楂10克、金针菜10克、料酒6克、胡椒粉2克、食盐适量、味精少许。

制作：先将半只嫩鸭洗净后剁成五六块，用料酒、盐、胡椒粉涂擦后静置2小时。郁金泡软洗净，备用。把腌浸的鸭入锅，上放郁金、山楂、金针菜，加水适量，调入食盐，旺火蒸约90分钟。鸭熟时调入味精，佐餐服食。

适应证：具有疏肝解郁、清热利湿的功效。适用急慢性肝炎肝区胀闷不舒之证。

7. 苡苓粳米粥：

来源：《肝炎论治学》

配料：薏苡仁 60 克、大米 150 克、土茯苓 20 克。

制作：以上三味洗净，将土茯苓用纱布包好，同煮成粥，去土茯苓喝粥。

适应证：本方清热除湿、健脾和胃。适用于各型黄疸，无黄疸型肝炎及肝病患者。

8. 干姜茵陈饮：

来源：《实用中医营养学》

配料：干姜 9 克、茵陈 30 克。

制作：上两味加水 1000 毫升，煎至 400 毫升，加适量红糖。每服 200 毫升，每日 2 次。

适应证：本方温中散寒、利湿退黄。适用于寒湿中阻的黄疸型肝炎。

9. 胡椒鸡蛋方：

来源：《巧吃治百病》

配料：鲜鸡蛋 1 个、白胡椒 7 粒。

制作：先将鸡蛋钻一小孔，然后把白胡椒 7 粒放入鸡蛋内，用面粉封孔，外用湿纸包裹放入蒸笼内蒸。服时剥去蛋壳，将鸡蛋胡椒一起吃下。成年人每日 2 个，儿童每日 1 个，10 天为一疗程。间歇 3 天后，再服第二疗程。

适应证：本方温中下气、消炎解毒。可用于黄疸型肝炎。

10. 香菇猪肉汤：

来源：《家常食物巧治病》

配料：香菇 100 克，猪瘦肉 100 克，食盐、味精少许。

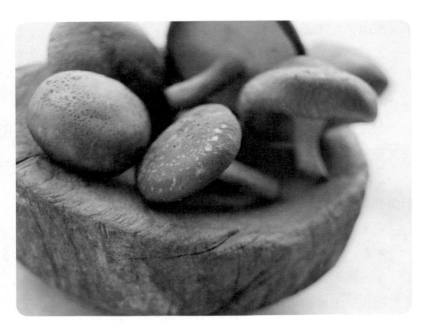

制作：鲜香菇洗净，猪瘦肉切片。砂锅置旺火上，加水适量，沸后下香菇、肉片，改文火煮 20 分钟，调入食盐、味精即成。佐餐服食。

适应证：本方滋阴润燥、平肝解毒。可用于肝肾阴虚的慢性肝炎。

11. 金橘粟子粥：

来源：《肝炎论治学》

配料：粟子 50 克、金橘 10 克、大枣 10 枚、茯苓 12 克、粳米 50 克、白糖适量。

制作：以上各味洗净放入锅中，加清水适量，煮至粥成。

适应证：适用于各型肝病之肝郁脾虚的胁腹胀痛、腹泻等症。

12. 鲫鱼羹：

来源：《饮膳正要》

配料：鲜鲫鱼 500 克、砂仁、胡椒、花椒、陈皮、荜茇各

3 克，调味品适量。

制作：鲫鱼去内脏洗净，鱼肚中放入砂仁、胡椒、花椒、陈皮、荜茇和适量葱、蒜、酱油、食盐，蒸 20 分钟后食鱼肉。

适应证：本方温中散寒、健脾利水。适用于慢性肝炎、肝硬化出现的肚腹胀满、浮肿腹水、纳差腹泻之症。

13. 首乌当归鸡：

来源：《疑难病的食疗》

配料：鸡肉 250 克、制首乌 15 克、当归 10 克、枸杞 15 克、盐、味精等佐料适量。

制作：先煮鸡肉，沸后打泡沫，把首乌、当归、枸杞用纱布包好扎紧投入，用文火炖至肉烂熟，捞出药包，放入盐、味精等佐料，起锅即成。本品可供佐餐，或晨起空腹食用，每日 1 次，每次 50~150 克，宜常吃。

适应证：适用于慢性肝炎表现为肝肾阴虚之证者。

（二）肝硬化常用药膳

1. 青鸭羹：

来源：《饮膳正要》

配料：青头鸭 1 只、苹果 5 个、赤小豆 50 克。

制作：先将鸭去毛，退净肠肚，将小豆、苹果放入鸭腹内并缝合，煮熟后加五味佐料调和，空腹食之。

适应证：本方有利水消胀之效。适用于肝硬化腹水者。

2. 郁金清肝茶：

来源：《中国茶与健康》

配料：广郁金（醋制）10 克、炙甘草 5 克、绿茶 2 克、蜂蜜25 克。

制作：上四味加水 1000 毫升，煮沸 10 分钟，取汁即可。每日 1 剂，不拘时频频饮之。

适应证：本方具有疏肝解郁、利湿祛痰之效。适用于肝炎、肝硬化、脂肪肝及肝癌患者服用。

3. 金鸭冬瓜汤：

来源：《家常食物巧治病》

配料：冬瓜 2500 克、白鸭 1 只、瘦猪肉 100 克、海参 50 克、芡实 50 克、苡米 50 克、荷叶 1 张、葱白 5 克。

制作：将鸭宰杀，去毛及内脏。冬瓜连皮洗净切块；猪瘦肉切片，海参洗净，荷叶煎碎。将以上五物连同苡米、芡实、葱白入沙锅，加清水适量，旺火烧沸，改文火煮至鸭肉烂熟。每次服一小碗，每日 2 次温服。

适应证：本方滋阴养血、利水消肿，适用于肝肾阴虚的肝硬化。

4. 三汁饮：

来源：《疑难病的食疗》

配料：麦门冬 10 克、生地黄 15 克、鲜藕 30 克。

制作：将麦冬、地黄洗净，切片，入锅，加水适量，用武火烧沸，文火煮 20 分钟，滤去渣。将鲜藕洗净，切薄片，入锅加适量水，武火烧沸，再用文火煮 30 分钟，去渣留汁。将上 2 汁混合，口渴即饮，每次 25~100 毫升。

适应证：适用于肝硬化肝肾阴虚型。

5. 鲜黄豆浆：

来源：《疑难病的食疗》

配料：新鲜黄豆 500 克。

制作：把黄豆制成豆浆，烧沸，加入适量白糖日服 2000 毫升，分数次服完。

适应证：适用于肝硬化腹水程度较轻，腹部胀满，肠鸣便溏等症。

6. 桃仁粥：

来源：《实用中医营养学》

配料：桃仁 100 克、粳米 250 克。

制作：桃仁煮熟去皮尖，取汁和粳米同煮至粥成。

适应证：健脾补中、活血行瘀，适用于肝硬化、慢性活动性肝炎胁下痞块兼有血瘀之症者。

7. 荔枝扁豆煎：

来源：《中国药膳学》

配料：带核荔枝（干品）30 克、扁豆 30 克。

制作：上两味洗净，水煎服。

适应证：适用于肝硬化、慢性肝炎气阴两虚者。

## 第三节　经络锻炼法

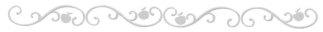

中医学认为，在人体的诸多系统中，存在一个非常独特的经络系统。经络系统犹如人体的一个网络，它内连各脏腑，向外联系于各个肢体关节，从而使人体构成为一个有机的整体。

由于人体内部发生疾病时，会通过经络线路反映到身体表面，因此我们也可以通过对身体表面经络的刺激，对内部的疾病进行治疗。对肝病也可以通过一定的经络进行锻炼，从而达到一定的治疗效果。

## 一、选择合适的经络

人体的经络有很多条，有十二正经，有奇经八脉。对所有的经络进行锻炼，固然很有好处，但缺乏针对性，而且也太花费时间，所以针对治疗肝病，要选择相应的经络。

选择经络主要根据患者的症状和中医的理论。肝病主要由感受时邪疫毒、饮食不节和劳伤过度，从而导致脾胃肝胆受病引起。同时，肝病日久必然引起肾气虚损。临床常表现为身体困乏，黄疸，厌油腻，以及肝区隐痛，形体消瘦、腰酸、低热等症，所以肝病的经络锻炼一般选择：肝经、脾经、肾经。因为肝病的发生发展和以上三经密切相关。

## 二、治疗肝病的经络锻炼方法

虽然总体上选择了三条经络，但每条经络主管的症状并不相同。所以，读者必须根据自己的症状和情况，对这三条经络进行再次选择，有所偏向地重点锻炼某一条经络。

### （一）肝经锻炼方法

1. 经络的位置：肝经起于足大趾上毫毛部的大敦穴，沿着足内侧向上经过内踝前 3 厘米处，转向上行，至内踝上 26 厘米处与脾经相交而走于脾经后面，一直上行，沿着股部内侧进入阴毛，绕过阴部而进入体内，上达小腹，经过胃旁，穿过横膈，分布于胁肋部，其中有一分支与肝、胆相联系。另有一支仍然上行至鼻咽部，与眼球后面相连，最终在巅顶与督脉交汇。

2. 适应证状：肝区胀痛、腹胀、反酸、腰酸体软、头昏失眠、口苦、呃逆、面黑、出血等症。

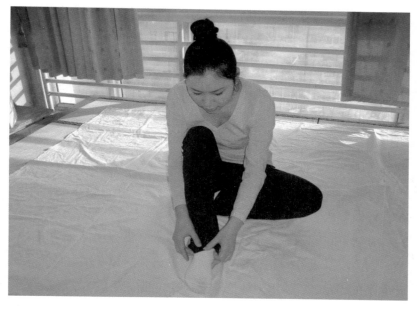

3. 锻炼方法：

方法一：自己沿着肝经的循行路线，用大拇指按压，每天早晚各按压 5 遍，亦可请家属代劳。

方法二：用市场上销售的按摩器，沿肝经循行路线来回按摩。早晚各做数次。

方法三：购置一个牛角片，沾上清水，沿肝经循行路线来回刮，刮到皮肤发红为止，注意勿使皮肤破损，以免引起感染。或者可以在刮完之后，用酒精棉球把刮过的部位擦一遍。

方法四：购置一个叩诊锤，沿着经络的循行方向，来回地捶打，早晚各 10 次。

（二）脾经锻炼方法

1. 经络的位置：脾经起于大拇指内侧端（隐白穴），沿大趾内侧赤白肉际，经过内踝前缘、胫骨后缘，在内踝上 26 厘米处（三阴交穴）交肝经而走在前面。再沿着大腿内侧前缘上行进入体内，在体内继续上行腹部（距前正中线 13 厘米），一直到胸部（距前正中线 20 厘米），最后终止于腋中线第六肋间的大包穴。

2. 适应证状：四肢困重、乏力、便溏、腹胀、肝区隐痛。口苦、舌质淡、舌苔白等症。

3. 锻炼方法：

方法一：自己沿着脾经的循行路线，用大拇指按压，每天早晚各按压 5 遍，亦可请家属代劳。

方法二：用市场上销售的按摩器，沿脾经循行路线来回按摩。早晚各做数次。

方法三：购置一个牛角片，沾上清水，沿脾经循行路线来回刮，刮到皮肤发红为止，注意勿使皮肤破损，以免引起感染。或者可以在刮完之后，用酒精棉球把刮过的部位擦 1 遍。

方法四：购置一个叩诊锤，沿着经络的循行方向，来回地捶打，早晚各 10 次。

（三）肾经锻炼方法

1. 经络的位置：肾经起于足小趾下，斜行足心（涌泉穴）出于舟骨粗隆下的然谷穴。经过内踝之后，沿着下肢内侧后缘上行进入体内。在体内继续上行到腹部（距前正中线 1.6 厘米），经过胸部（距前正中线 6 厘米），最后终止于锁骨下的俞府穴。肾经在腹部有分支通向脊柱，并与肾脏、膀胱相联系。

2. 适应症状：腰酸体软、头昏失眠、目干燥、面色黑、腹部胀满不舒、肌肤甲错、脉沉细、舌质红或紫暗。

3. 锻炼方法：

方法一：自己沿着脾经的循行路线，用大拇指按压，每天早晚各按压 5 遍，亦可请家属代劳。

方法二：用市场上销售的按摩器，沿肾经循行路线来回按摩。

早晚各做数次。

方法三：购置一个牛角片，沾上清水，沿脾经循行路线来回刮，刮到皮肤发红为止，注意勿使皮肤破损，以免引起感染。或者可以在刮完之后，用酒精棉球把刮过的部位擦一遍。

方法四：购置一个叩诊锤，沿着经络的循行方向，来回地捶打，早晚各 10 次。

以上三条经络是治疗肝病的常用经络，这三条经络的治疗既可以请别人代劳，也可以自己进行。按压和轻轻捶打适用于任何病情的肝病患者，牛角刮可用于肝病恢复期肝功能正常者或病情较轻者。另外，需要注意的是，平常无事时，也可以随时按压经络，不一定要把整条经络都按到，选择经络的某一部分进行按压也可以。

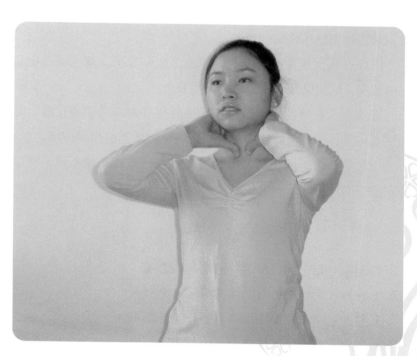

# 第四节　穴位按摩法

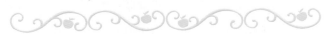

　　古人很早就发现，在某一条经络上，不同的位置具有不同的功能。有些点具有很好的治病与保健作用。这些点在中医学上被称为穴位。穴位就是人体内脏腑经络之气输注于体表的部位，由于这些点有神奇的作用，于是古人就开始以砭石或其他的工具刺激它们，以达到治病健身的效果。事实上，不用工具，只用手指刺激这些穴位，同样也可达到治病的效果。这就是本节我们所要介绍的穴位按摩法。所谓穴位按摩，就是以手指端或其他部位在人体表面适当的穴位或部位，灵活适用点、按、掐、叩等不同方法的刺激，通过经络的作用，使体内气血运行畅通、脏腑功能正常，从而达到防治疾病的目的。

　　治疗肝病也有许多卓有成效的穴位按摩方法。读者可根据自己的情况，适当选用，长期坚持必有良效。

　　肝病患者在急性期或慢性迁延性肝炎复发或活动恶化时，必须注意休息，待病情好转后，再根据病情做适当治疗和按摩。

　　中医学认为，肝病日久脏腑功能日衰，气血功能不足，所以用穴位按摩法治疗肝病也须以扶正为主。

## 一、治疗肝病常用穴位定位

　　1. 至阳：第七胸椎与第八胸椎棘突之间。

　　2. 身柱：第三胸椎与第四胸椎棘突之间。

　　3. 脾俞：第十一胸椎棘突下旁开 4.5 厘米。

　　4. 胃俞：第十二胸椎棘突下旁开 4.5 厘米。

5. 肾俞：第二腰椎棘突下旁开 4.5 厘米。

6. 肝俞：第八胸椎棘突下旁开 4.5 厘米。

## 二、穴位按摩治疗肝病的方法

由于按摩需消耗一定的体力，如肝病患者不能胜任，应请家属或医师协助按摩。方法如下：

1. 患者俯卧位，施术者站在患者右侧用拇指按压至阳穴，再按身柱穴。为加强穴位刺激，按压穴位的同时可继用揉法，以调和脏腑气血、舒肝清热。

2. 接下来用两手拇指的指面依次按压并揉动肝俞、脾俞、胃俞、肾俞等穴，每穴按压半分钟至 1 分钟，危机后提捏背部俞穴，以调整脏腑气机。

3. 患者取侧卧位，用拇指指面分别按揉章门穴和期门穴，然后，五指分开与患者胁肋间隙等宽，由内向外分推，以理气舒肝。

4. 患者取仰卧位，施术者两手拇指与其他四指分开如虎口状，自患者胸骨剑突下向胁肋两侧分推，然后用左手食指掌根关节置于中脘穴，右手掌根重迭其指的背面，随患者呼吸向下按压，待患者出现得气感后松指，以健脾和胃舒肝。

5. 接下来，施术者站到患者腹部右侧，用两手指面分别着于患者腹部左右两侧，然后两手交替做顺时针旋转摩动，以扶正健脾。

穴位按摩法简单易学，但疗效较慢，偶尔一两次并不会产生明显的疗效。但如果长期坚持，不但能缓解病情，而且会增强体质，预防肝病复发。

# 第五节 针灸疗法

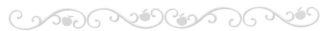

提起针灸疗法，人们往往只联想到扎针，这是不全面的。完整地说，针灸疗法应当包括针刺和艾灸这两种不同的治疗方法和操作形式。

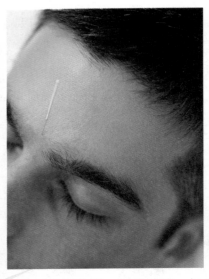

用金属制成的针具刺入人体的一定部位，并施行一定的手法。对身体以施机械性刺激，通过经络、穴位的作用，调节脏腑、气血的功能，达到防治疾病的目的，这种治疗方法称为"针法"。

用艾叶加工制成的艾条或艾柱，点燃以后在体表的一定部位熏烤或烧灼，给机体以温热性刺激，通过经络、穴位和药物的共同作用，调节脏腑、气血的功能，达到防治疾病的目的，这种治疗方法称为"灸法"。

针灸疗法是建立在中医经络理论基础上的。人体内部发生疾病，会通过经络反映到体表，同样对体表的刺激，也可以通过经络传输到体内，从而发挥治疗作用。我国古代医家和现代临床医师们在用针灸疗法治疗肝病方面也累积了丰富的经验。

中医认为，肝病的发生主要由于肝胆脾胃功能失常，同时又导致水湿、淤血等病理变化所致。治疗时也应遵循中医的辨证施

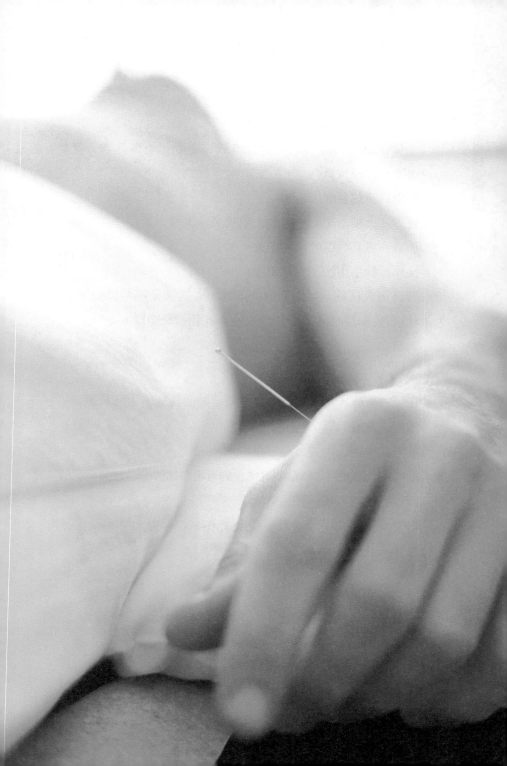

治原则。

## 一、湿热郁蒸

主证：目黄、身色如橘子、胁痛、恶心、不欲饮食、发热、头身困重、舌苔黄腻。

治则：清热利湿。

处方：大椎、至阳、胆俞、阳陵泉、太冲。

加减：恶心、呕吐则加内关。

操作：针用泻法，宜强刺激。

若选用灸柱灸，可灸胆俞4~6壮（若选艾条则每燃烧2厘米为1壮）、灸阳陵泉4~6壮、灸太冲4~6壮、灸丰隆6~8壮。

## 二、肝胃不和

主证：脘腹胀满、呕逆、食欲差、胁肋钝痛、舌红苔腻。

治则：疏肝和胃。

处方：中脘、内关、足三里、太冲。

加减：气滞血瘀加膈俞、肝俞；脾胃虚弱加脾俞、胃俞、章门。

操作：针用泻法，宜强刺激。

若艾灸则灸内关6~8壮、灸肝俞6~8壮、灸太冲4~6壮、灸阳陵泉4~6壮。

## 三、肝肾阴虚

主证：胁肋隐痛、五心烦热、腰膝酸软、头晕目眩、舌红少苔。

治则：养阴柔肝。

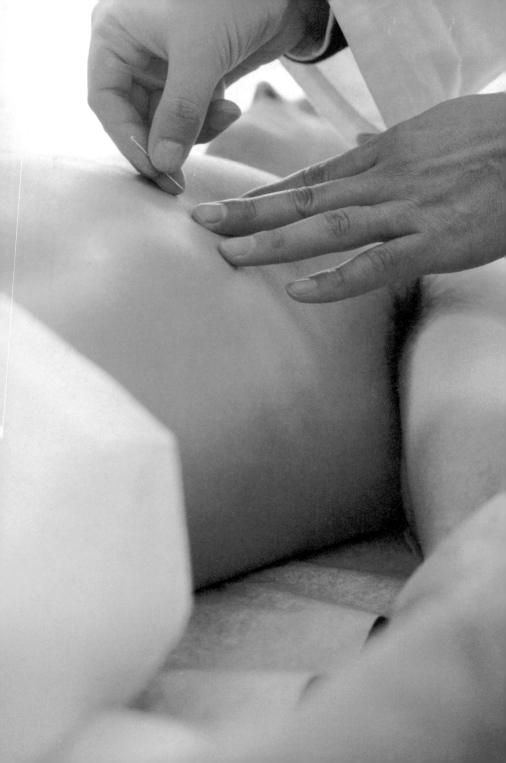

处方：肾俞、志室、命门、曲泉、阴谷、太溪、太冲。

加减：不寐则加神门；盗汗则加阴郄。

操作：针用补法，宜弱刺激。

若选灸法则用艾炷灸肝俞 3~5 壮、灸肾俞 3~5 壮、灸足三里 5~7 壮、灸三阴交 3~7 壮；或用艾条灸章门、灸中脘、灸膈俞、灸脾俞、灸三阴交各 5~10 分钟，每日或隔日 1 次。

## 四、淤血停积

主证：胁肋疼痛如针刺，痛处不移，入夜加重，或胁肋胀痛拒按，或有包块，或口渴不欲饮水，舌质紫暗。

治则：活血化瘀。

处方：大椎、肝俞、胆俞、膈俞、血海。

加减：肝肾阴虚加太溪。

操作：刺用泻法，宜强刺激。

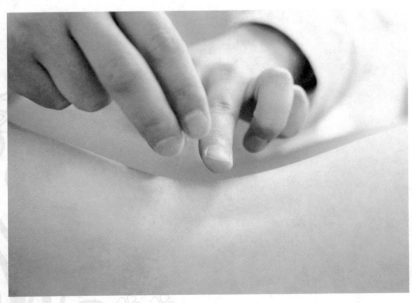

若取灸法，则艾柱灸膈俞 4~8 壮、灸肝俞 4~6 壮、灸太冲 4~6 壮、灸三阴交 4~8 壮；或用艾条灸章门、灸中脘、灸膈俞、灸胆俞、灸三阴交、灸阴陵泉各 5~10 分钟，每天或隔日 1 次。

针刺治疗肝病有一定危险性，同时消毒不全易发生感染，如果不遵循一人一针的原则，还有可能发生交叉感染。因此，不会针刺的读者不可擅自运用针刺法，而应请有临证经验的针灸医师加以治疗。而灸法作用温和，没有危险性，患者自己可随时运用，也可请家属代劳。灸法宜长期坚持。夏季气候过热，可暂停灸法。

# 第六节　气功疗法

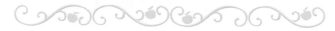

气功是我国特有的健身术。所谓"气"，根据中医的理论，指的是存在于体内的"元气"。它相当于人体对疾病的抵抗能力，对外界的适应能力和体内的修复能力。只要人体正气存在，元气充沛，病邪就不易侵入，可见气功对健身防病有巨大的作用。气功一般包括调身（姿势）、调息（呼吸）、调心（神经和意志）三个方面，这三个方面是互相制约、互相影响的。根据科学研究，人类的疾病约有 70% 是由精神失调所致，而气功能使大脑皮层功能协调统一，从而达到治疗和健身的目的。本节将向读者介绍几种对肝病颇有疗效的功法，以供肝病患者选用。

## 一、练功前应注意的地方

1. 练功前 10~15 分钟应停止一切活动，消除杂念，准备练功。

2. 慢性肝病病程较长，治疗时间亦较长，因此练功必须坚持

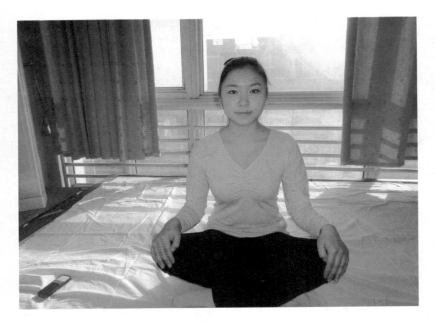

不懈，肝病急性期应绝对卧床休息，不宜练气功。

3. 体弱者先练静功，按体质循序用卧功、坐功、站功。待体质逐渐增强，再加动功。

4. 空腹或饱饭后不宜练功，感冒、发热时也应暂停练功。

5. 练功时如有呼吸不畅，烦躁不安，多由方法不当或姿势不正确，或精神不愉快，思想不集中所引起，应及时纠正。

## 二、治疗肝病的几种常用功法

### (一) 六字诀 (嘘法)

动作可分静坐和站立两种。

1. 静坐：在床上或椅子上坐好，两腿伸直，怒目扬眉，意念是"卑视病灶，视为小病，不久即愈"。然后头部左顾右盼，来回慢慢转动，转到左边即发"嘘"字音。然后再怒目扬眉向右转，转到右边时也发"嘘"字音。头正时吸气，头转到左右时呼气发"嘘"字音。鼻吸口呼。

2. 站立：头部动作与静坐相同，另加两手拍肩动作。怒目扬眉，头部左顾右盼，头向左转，右手拍打左肩；头向右转，左手拍打右肩；头正吸气，转头呼气时发"嘘"字音。鼻吸口呼。

（二）健脾疏肝功

1. 意守丹田行开合：

预备姿势：松静站立，两手轻轻缓慢地由体侧向腹前聚拢，开始两手心相对，移至腹前，两掌心则转向腹部，先将左手的虎口放在肚脐上，使掌（劳宫穴）按在丹田处（即气海穴，脐下5厘米），再将右手掌心重迭在左手背上，双手抱丹田，口呼鼻吸，调整呼吸。

行功姿势：腹式呼吸，吸气时肚脐向内向后收，呼气时脐部自然向外鼓，意守肚脐，好似肚脐在呼吸。行功时呼气，双手向两侧慢慢分开，这叫作开。开始两手背相对，手指并拢，开的宽度略宽于自己的身体；吸气，翻手使手心相对，双手慢慢地向腹前丹田处聚拢，这叫作合。合到手要接触时，又翻手，手背相对，如此反复，每次做30个开合。

2. 健脾疏肝行气血：

按上式。左脚向前外方轻轻划半步，脚尖拇趾触地，足跟上提，膝关节微屈，双手随左脚划出之同时，自然伸向左前下方，成抱球状。吸气，气自左脚拇指内侧隐白穴，沿内侧赤白肉际，上行过内踝之前缘，沿小腿内侧正中在线行，在内踝上26厘米处，交出足厥阴肝经之前，沿大腿内侧缘上行入腹，联结脾胃，向外上方行至腋，向上前方，经中府入里，上行挟咽，连舌根，散舌下。此即气升脾经。双手保持抱球状，随气机上升，提至上前方与舌相平。呼气时，舌抵下腭，手势随气机沿肝经下降，成按摩状下降至腹右侧，同时，左脚跟落地，右脚向右前外方划半步，拇指触地，脚跟上提收，膝关节微屈，气从舌降于任脉，沿喉咙、胁肋至膈入肝，挟胃，折向外胁肋至小腹，绕阴部，沿股内侧过膝，至内踝前缘下足背，经中封穴、太冲穴，至足拇指外侧上，即气降肝经。呼气毕，右足着地，左足向前外方划半步，又起第二势。如此反复，30 数息至 120 数息。

（三）强肝功

1. 起式：站立闭眼，两手在丹田处聚拢，掌心劳宫穴相对，做 3 次，用嘴慢慢吐出气息的嘘息，要先吸后呼。然后手轻缓离开丹田，两手背相对，与丹田在同一水平线上。两手分开至胯部后翻掌，成两手心相对合拢在原处。如此做 3 次后，将右脚向前迈半步，脚尖着地用鼻做一短促的吸气，两手自然摆动，收回右脚，迈出左脚，如此做 9 次。

2. 行式：起式后先睁开眼睛，双手摆动，右手摆至胯处，左手至胸前，右腿放松各前迈半步，落薄步时用鼻做一短吸。随后双手开始向相反方向摆动，左手摆至胯处，右手至胸前，左脚向前半步，用鼻作一短呼气。手、头、脚、腰、呼吸等各动作互相配合，很有节奏，每分钟 50 步左右。

3. 收式：停步后，闭眼，先做起式 3 次，然后两手由丹田上抬至膻中穴，两指尖相对，大拇指朝气户穴，做 3 次嘘息后，两手重迭下垂，放回两胯旁，睁眼，恢复平时形态。

关于肝病的其他疗法还有多种，如温泉疗法、物理疗法、拔罐疗法等。限于篇幅，本书不一一介绍了。如果有的读者对此有兴趣，不妨参阅其他有关医书。不过，笔者认为，疗法并不在多，而贵乎坚持，即使只采用其中一种方法，只要长期坚持，也会有很好的效果。如果选来选去，任何一种方法都不能坚持，终将无益。

（四）放松功

1. 练功原则："放松"、"入静"、"自然"为练功的三个基本原则。"放松"不仅要做到躯体放松，脏腑放松，而且要求思想意识与精神也要放松。"入静"，是指不胡思乱想，逐渐减少杂念，做到心情舒畅、心静意定。"自然"是指循序渐进，不可操之过急。"放松"、"入静"、"自然"三者间是互相联系的，放松而后能静，静而后能松，但一般入静比放松难。

2. 练功前准备：气功是调心养气的方法，为保证练功顺利进行，在练功前要尽可能排除一切干扰因素，要求环境必须清静安宁、室内空气流畅，想法有准备，头脑须清醒，大小便必须排出，纽扣衣带应放松，应不饱食不饥饿。

3. 练功姿势：以坐或靠坐式最适宜。平坐在宽平的椅上或凳

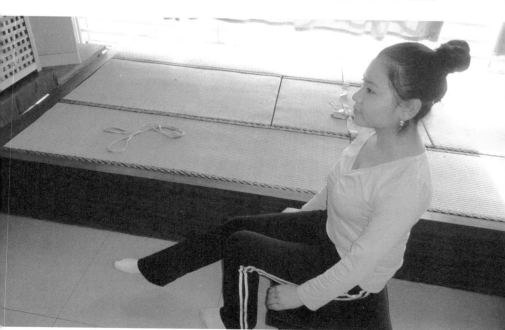

上，两足自然分开，与两肩的宽度相等，膝关节屈成 90 度，两脚踏实着地，两手放在膝盖上方大腿上，手掌向下，肘关节半屈半伸，不使手臂肌肉紧张，以舒适为宜。上半端正，头部平正，颈直含胸，腰平直，顺乎脊椎自然姿势，头项向上，不俯不仰。

4. 练功具体方法：默念词句，使大脑入静，全身放松，并且使身体按"词"的含义进行活动。"松"、"静"是一般练功患者常用的"词"，肝病患者可改为从头到脚按部位逐个默念部位，进行放松。按一条线闭目静默 1~3 分钟，然后顺序放松。

第一条线是：头顶→颞→耳→颈→肩→上臂→肘→关节→前臂→腕→手→手指（一、二、三、四指）最终至小手指。

第二条线是：头顶→前额→眉→眼→鼻→口→颈→胸→腹→髋→大腿前面→膝→小腿前面→踝→脚→脚趾（一、二、三、四趾）最终至小趾。

第三条线是：头顶→枕部→项部→背→腰→臀→大腿后面→腘窝→小腿后面→脚后跟→足底心。

根据经验，初学者应先由会此功法者领功，入门后，再自己练。一般初学者，可以从头到足放松 3 遍。患者学会全身放松后，再学会胸部放松（即局部放松）。胸部放松，是将胸部分为右上、右中、右下、左上、左中、左下六区。

5. 练功时间：初练者每次 10~15 分钟，每日 3 次，以后可增加至 20~30 分钟，每日仍做 3 次，两周为一疗程。疗程结束后，患者仍可每日坚持练功 1~2 次，每次 20 分钟。

6. 练功注意事项：

初学练功时，切勿注意呼吸，应听其自然。

应针对患者不同情况，做好练功前准备，如有咳嗽者，事先喝点开水；有鼻塞者，可事先使用滴鼻剂，或擦迎香穴 20~30 次。

（五）虚明功

1. 呼吸法：练虚明功时，常用两种呼吸方法，介绍如下：

静呼吸法：调息之初不可硬性改变呼吸形式，故调息应从静呼吸法开始。静呼吸法以自然的原则，调练中既不以深长腹式呼吸为要求，又不以"深、慢、细、匀"为标准。其长短速缓，应任其自然，切莫强行控制。通过静呼吸调练，等呼吸畅通流利后再行聚散呼吸法。

聚散呼吸法：在静呼吸法基础上进行。鼻呼时感到内气由小臂向手指放散。散的方向以下外为主，散无止处。鼻吸收感到内气由手部向命门聚合。练功日久渐渐过渡到吸时气由手部向命门聚集，呼则由命门向外周发散。练静呼吸法时，进行意守呼吸，练聚散呼吸法时，意守聚散之变，即聚则聚于幽静冥然，散则散于虚融浩然。意念幽静虚融之感，令人神恬意怡，对加深入静颇有裨益。

2. 姿势：选取仰卧式。要求患者平仰而卧，上肢肘关节屈曲 120 度，手心向下，置于肢体两侧。下肢舒伸，两足分开与肩同宽，足尖自然外展，呈八字分开。头颈中正。轻闭双目，微合其口。

# 第七节　古人留给我们的运动四宝

## 一、五禽戏

五禽戏是一套动功保健疗法，它能够增强肌力，使人动作灵敏、协调、平衡，改善关节功能及身体素质，不仅有利于高血压病、冠心病、高脂血症等防治，而且对癌症患者的康复均有较好的医疗保健作用。

五禽戏相传为汉代神医华佗编创，是一种以模仿五种动物动作和神态为主要内容的功法。实际上，模仿动物的功法并非汉代才有，早在先秦的《庄子》中就有"熊经鸟伸，为寿而已矣"的记载。华佗则将以往的功法加以总结并组合成套路，通过口授身传传播开来。华佗编创的五禽戏起初无文字流传，直到南北朝陶弘景的《养性延命录》才以文字记录下来。

五禽戏包括虎戏、鹿戏、熊戏、猿戏、鸟戏。

## 二、八段锦

八段锦创于北宋末年，是一种距今已有 800 多年历史的传统保健方法，它是由八种导引动作复合而成，每式的动作设计都针对一定的脏腑保健或病症治疗的需要，有调整脏腑功能、疏通经络气血的作用。八段锦分南（坐式）北（站式）两派，都是静中有动，动中有静，功法简单易学，安全可靠，老少皆宜。坐式八段锦，以其注重柔和，更适用于癌症患者及年老体弱者锻炼之用。练习时不可用力，动作宜柔、宜缓，呼吸匀静细长，快慢同于体操。其坐式较多，可散坐、端坐、单盘坐、双盘坐或随意坐等，中老年人多以端坐或单盘坐易做。

## 三、易筋操

易筋操源于易筋经，是现代学者以简易与实用为原则，加以整理论释，并选择式数较少，老少成宜的一套简练的操法，对癌症康复期患者及中老年人是十分适合的。相传易筋经为南北朝高僧禅宗第一代宗祖达摩所创。易筋操与易筋经一样，围绕着形体

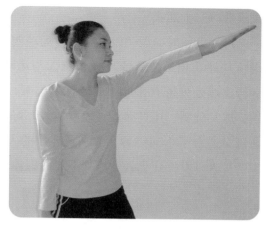

屈伸，以及一定的姿势，借呼吸法诱导，加强中枢神经对机体各部的控制，依靠这种坚持不懈的运动方式，逐步提高内脏器官的功能和加强肌肉的力量，促进体内各种组织液的循环，加强血管的舒缩和弹性，调整和加强全身的营养吸收，对于慢性疾患的康复、保健及延长生命都很有益。

易筋操的运动量小、柔缓，没有高难动作，整个操练都以手掌为主的形式进行，并伴以呼吸运动，不仅容易掌握，而且利于坚持。

## 四、太极拳

太极拳为我国特有的武术项目，也是我国传统的体育保健疗法之一。太极拳的动作轻松柔和，呼吸自然，连贯协调，气沉丹田，要求横膈运动和腹肌运动相结合，这样可以改善血液循环，加强对消化道的机械刺激作用，有益于循环系统、呼吸系统、消化系统疾病的康复。太极拳对癌症的防治有积极作用，尤其是癌症手术，或放疗、化疗过程中以及康复期，患者量力而行地选择锻炼太极拳，有较好的辅助治疗作用。

太极拳名源于古代的《太极图说》，阴阳虚实，刚柔相济，动静结合，演化有三系架式、五类拳派，为了方便锻炼者学习运用，国家体委运动司根据流行最广的杨氏太极拳而编制了一套"简化太极拳（二十四式）"。

打太极拳时必须"以意导气，运动四肢，气迫全身"。它采用内功与外功相结合，使呼吸、意念与运动三者和谐统一，动作、运行路线处处带有弧形，整套练习起来，要求精神贯注、上下相随、虚实分明、连贯因活、速度均匀，好像行云流水，连绵不断。太极拳适合于不同年龄、性别及体质的人锻炼，尤其适合于广大中老年人以及癌症患者和康复期患者锻炼。

# 第八节　气候疗法

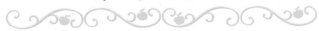

## 一、常用气候介绍

### 高山及海滨气候

由于在高山上氧气含量略少一些，所以能使肝病患者的呼吸加深加速。肺活量增加，有利于改善肺部血液循环，调整呼吸。因此，肝病患者可以在适宜的季节（如夏、秋季）在高山上调养一段时间，但不宜在寒冷的季节前往高山。

海滨气候也是肝病患者治疗调养的适宜气候。海滨气候能使呼吸加深、肺活量增加。海滨气候温差不大，气候温暖湿润，因此减少了因气候突然变化而引起的肝病发作。另外，海滨的空气中，水蒸气含量较多，因而对呼吸道黏膜有良好的温润功能；特别是空气中大量负离子的影响能提高交感神经的兴奋性，调整自主神经功能的作用。肝病患者可以选择一两处海滨，进行肝病的治疗，应选择那些气候起伏不大的地方。

## 二、应用气候治疗肝病的方法

应用气候治疗肝病，应掌握一定的方法，才能充分发挥气候的治疗作用，达到事半功倍的效果。

### （一）空气浴疗法

空气浴治疗能使体温调节功能及大脑皮层的功能得到良好的锻炼。体温调节功能是人类适应外界环境变化，抵御风、寒、暑、湿等不良气候的重要条件。通过空气浴的锻炼，可使肝病患者的体温调节功能得到加强。寒冷的空气一方面会诱发肝病，另一方面，冷而清洁的空气，能促进痰液的排出，提高上呼吸道黏膜的正常防御能力。由于空气浴能提高身体对寒冷的抵抗力，因而应用空气浴可降低感冒的发病率，同时也降低了感冒诱发肝病的发生率。由于空气浴时，人的呼吸活动加强，对氧的需要量增加，因而能增强皮肤的呼吸活动，使身体得到丰富的氧气，从而改善了身体的代谢活动，提高了身体的活力。空气中还含有许多营养物质，包括常量元素及微量元素，这些物质进入体内后，也有调节肝病患者的整体功能及提高免疫力的作用。

1. 治疗方法：

温暖空气浴：在夏季或气温相当于 20~30℃时，患者仅穿短裤，在海边或湖边等处的空气浴场中，或在树荫下，卧于床榻或躺椅上。第一次从 10~15 分钟开始，以后每次增加 15 分钟，逐渐增至 1~2 小时。每日 1~2 次，1~2 个月为一疗程。

凉爽空气浴：在春秋季或气温相当于 14~20℃时，让患者在室内或室外静卧或做轻微活动。第一次从 5 分钟开始，每日增加 5~10 分钟，逐渐增至每次 30 分钟至 1 小时，每日 1~2 次，每一个月为一疗程。

2. 应用空气浴应注意的地方：由于空气浴的治疗作用缓慢，不能立竿见影，所以肝病患者需要坚持不懈地长期进行，不能半途而废，否则必将功亏一篑，收效甚微。

采用空气浴治疗时，应坚持循序渐进的原则。在时间方面应由短而逐渐延长，温度方面由高逐渐降低，衣着应逐渐减少，使身体逐渐适应而得到锻炼。

为了避免身体过度散热或着凉感冒，在气流变化时，应避免直接吹向身体，在室内做空气浴时应避免敞开的窗户直接对着患者的头部和鼻部。

在做空气浴的过程中，患者若感不适，如咳嗽、呼吸急促等，应立即停止空气浴，并采取保暖措施。如果保暖后症状仍不缓解，应立即请医生诊治，以防肝病发作。

(二) 海水浴疗法

1. 完全游泳：适用于患肝病无并发症而体力又较好的患者。通过游泳可以锻炼身体，增强体质，预防肝病的发作。

站在海水中齐腰深处，用手舀水冲洗未浸水的体表。这种方法适用于患肝病时间较长，身体较弱的患者。

2. 治疗时间与次数：开始时治疗时间宜短，逐渐延长。开始每次 3~5 分钟，逐渐增加，每次最长不得超过 20 分钟，身体较弱者不应超过 5~10 分钟。

体弱者开始时每日 1 次或隔 2~3 日 1 次。

身体较好者，也不应超过每日 3 次。每日进行 2 次者，2 次的间隔时间不应短于 4 小时。

3. 采用海水浴应注意的地方：

（1）水温不能过低。海水温度高于 20℃以上，当时的气温又高于海水温度 5℃以上时，可进行海水浴治疗。

（2）不能空腹或饱腹不能进行海水浴。当患者空腹或饱腹后不能进行海水浴，应在饭后 1~1.5 小时之后方可入浴。

（3）做准备活动。入浴前，应先进行 5~10 分钟的日光浴和空气浴并做轻度的活动，以使身体适应和防止肌肉痉挛。在水中若肌肉痉挛，应保持沉着冷静，并请别人帮助回到岸上。海水浴前，如果身体有汗，应擦干后再入浴。海水浴后，应做空气浴，躺卧休息 15~30 分钟。

（三）温泉浴疗法

中国地大物博，是世界温泉最多的国家之一，3000 多处温泉遍布全国各地，为开展温泉浴疗法提供了便利。这些泉中，除了极少数不适于治疗外，绝大多数具有一定的医疗价值。由于这些温泉的成分和性质极为复杂，因此治疗的作用也不一样。所以肝病患者在准备温泉浴疗法之前，应选择合适的温泉。

1. 适宜肝病治疗的温泉：

单纯泉：单纯泉是缓和性温泉，虽然矿物质含量很少，但因温度常年不变，所以治疗效果较好。

碱泉：碱泉含有较多的碳酸氢钠，具有改善皮肤机能、促进物质代谢等功用。

盐泉：即食盐泉，主要成分为氯化物，以浓度 3%~4% 为最好。盐泉具有提高身体新陈代谢、增强骨骼、肌肉和结缔组织的功能的作用。

2. 温泉浴治疗方法：

全身浴：仰卧温泉内，浸至乳头水平。体力较好的患者可浸泡长一些，体质弱者短一些。短时热浴者，水温在 42~45℃，入浴几分钟即出浴，休息片刻，再入浴，反复 2~3 次；长时温浴者，水温在 35~37℃，时间可 1~3 小时不等，一般以出汗为度。

半身浴：坐在泉水中，下半身浸入水中，水面平脐或平腰，上半身用大毛巾盖好，以防受凉。水温一般在 38℃左右。本法适用于肝病较重、体力较弱的患者。

3. 温泉浴疗法应注意的地方：体质较差的肝病患者的全身浴，水温不宜过高，时间不宜太长。

在浴疗过程中，患者若有不适感，如心跳加快，呼吸急促时，应停止浸浴，出水后应注意保暖。禁止在空腹或饱餐后立即进行温泉浴，而应在饭后 1.5 小时后进行。浴后要卧床休息半小时，并避免受凉。

要将肝病调养这个概念自始至终地贯彻到患者的饮食起居中。换句话说，调养只有在患者每天的饮食起居中才能得以体现。中医有一句名言："三分治，七分养。"这对肝病的康复，是非常有指导意义的。

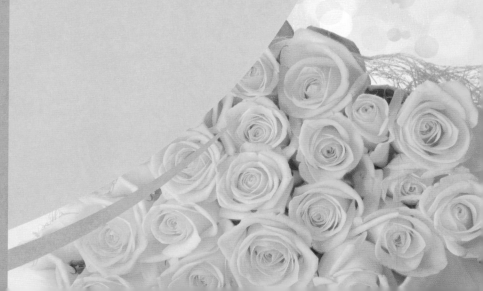

第六章　肝病患者的饮食起居

要将调养这个概念自始至终地贯彻到肝病患者的饮食起居中。换句话说，要将肝病调养这个概念自始至终地贯彻到患者的饮食起居中。换句话说，调养只有在患者每天的饮食起居中才能得以体现。中医有一句名言："三分治，七分养。"这对肝病的康复，是非常有指导意义的。

# 第一节　肝病的饮食调养

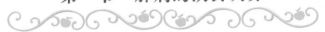

　　肝病患者的饮食调养能保护肝脏功能，刺激胆汁分泌，维持肠道的正常活动，减低脂肪及胆固醇代谢，促进肝脏功能的恢复。在饮食烹制中，必须保证各种营养成分的适当供应。

## 一、肝病（肝炎肝硬化）所需营养成分

### （一）蛋白质

　　蛋白质具有保护肝细胞的功能。蛋白质摄入应根据不同的肝病而注意控制其量的多少。急性肝炎蛋白质摄入量不宜过高，一般每日可摄入 70~80 克，可选用牛奶及奶制品来补充。慢性迁延性肝炎以每日供应 80~100 克为宜。慢性活动性肝炎及肝硬化患者，若血浆蛋白低而无血氨增高，则供给高蛋白的饮食较好，每日每千克体重供给蛋白质 1.5~2.5 克。但在肝功能显著障碍或出现肝性昏迷现象时，应限制饮食中的蛋白质。

　　肝病患者宜选用生物价值高的蛋白质食物，如牛奶制品、鸡蛋、鱼类、牛肉、鸡类以及少量瘦猪肉、豆腐、豆浆等。

### （二）糖类

　　糖类对肝脏亦有一定的保护作用。患急、慢性肝炎时，若患者食欲不佳，临床常采用注射葡萄糖来补充糖类成分；食欲改善后可进食含淀粉高的食物、适量的蔗糖、葡萄糖及蜂蜜等。每日主食类的供应应适合患者的生理需要量，以 300~400 克为宜。

（三）脂肪

肝病患者应限制脂肪摄入。可食用易消化含胆固醇少的脂肪，如奶、植物油等。每日可食入 40~60 克。

（四）胆固醇

肝病患者应限制胆固醇的摄入。每日需要量以不超过 500 毫克为宜。常见含胆固醇高的食物有猪油、动物内脏、禽蛋类蛋黄、乌贼、贝类等，肝病患者不宜食用。

（五）维生素

肝功能降低时，影响多种维生素的吸收与转变，特别是维生素。B 族维生素、维生素 C、维生素 K 等，应主要从食物中获取，可根据病情侧重选用。慢性肝炎及肝硬化患者出现维生素缺乏症：眼睛发干或夜盲、角膜软化、皮肤干燥时，可多吃含维生素或胡萝卜素丰富的食品（全奶、西红柿、笋叶、小白菜、油菜、胡萝卜、红心白薯等）。各类肝病患者可多食含维生素 B、B 族维生素丰富的食品（各种谷类、豆制品、蛋类、鱼、瘦肉等）。各种肝病患者宜多食含维生素 C 丰富的食品（各种新鲜蔬菜、水果等）。当肝功能障碍、凝血酶原减少、有出血症时，可适当进食含维生素 K 丰富的食品（卷心菜、花菜、花生油等）。

（六）水分

患肝病后水分的排出往往减缓，故应注意水分的摄入，以免加重肝脏负担。尤其在肝硬化腹水时，应限制水分。

（七）纤维素

肝病患者宜多食含纤维素较多的食物（蔬菜、水果等），对恢复有利。

## 二、肝病（肝炎肝硬化）的饮食调养原则

### （一）肝炎的饮食原则

肝炎患者的食物要新鲜，易于消化。一般以"三高一低"为原则（即高蛋白、高糖、高维生素、低脂肪）。

肝炎的急性期，饮食宜清淡，并注意维生素 B、维生素 C 的补充（如新鲜蔬菜和水果）。当患者食欲好转后，适当给予高蛋白、高热量的饮食。

重症肝炎伴有肝功能衰竭者，应严格控制蛋白质摄入量，以素食为主。慢性肝炎时，正气多亏损，治疗时以扶正为主，故饮食中应适当增加蛋白质、维生素；脂肪不必过分限制，应严格禁酒。

### （二）肝硬化及肝昏迷的饮食原则

肝硬化患者的饮食应为高热量、高蛋白质、高碳水化合物、高维生素。由于肝硬化患者的食欲及消化功能较差，因而食物的品种宜多样化，而且要求美味新鲜，才能促进食欲并有利于消化。

蔬菜因体积大、热量低，不宜多吃，以免影响其他食物的摄入。肝硬化患者的食盐摄入数量，代偿期主张适当淡食（每日一般比健康人略少）。如有腹水时，每日应限制在 2 克以下。

肝硬化患者有不少食品需要禁忌，如果疏忽大意，有时会危及生命。食物烹调宜采用蒸、煮、炖、烩、熬等方法，以使制成的食品柔软、易消化，忌用油炸、煎、炒烹调。绝对禁忌饮酒，不喝含酒精成分的饮料，忌用一切辛辣刺激性食品及调味品，避免食用油炸食品。少吃或不吃含大量粗糙纤维的食品，如芹菜、韭菜、黄豆芽、笋干等。豆类、红薯、马铃薯、汽水等产气食品亦应适当限制。

## 肝病患者一周食谱举例：

### 早饭、午饭、晚饭

**星期一**

早餐：牛奶、鸡蛋、花卷

午餐：米饭、清蒸鱼、炒菜心、鲜蘑菇汤

晚餐：馒头、肉片、白菜、沙锅粉丝

**星期二**

早餐：豆浆、蛋、馒头

午餐：稀饭、小包子

晚餐：米饭、丸子、菠菜、虾子拌腐竹

**星期三**

早餐：稀饭、蛋羹、豆腐乳

午餐：米饭、清蒸香菇鸡、炒胡萝卜、柿椒丝

晚餐：肉丝汤面、香干炒油菜

**星期四**

早餐：牛奶、茶叶蛋、面包

午餐：清汤、水饺

晚餐：米饭、鱼丸加青菜、炒绿豆芽

**星期五**

早餐：豆花、小包子

午餐：稀饭、发糕、烩鸡丝鲜蘑菇、炒菠菜

晚餐：米饭、西红柿牛肉丸子、炒莴笋丝、清汤加豆腐条

**星期六**

早餐：牛奶、小面包

午餐：米饭、小花卷、肉米豆腐、海米芹菜

晚餐：米饭、排骨、沙锅白菜

| 星期日 |
| --- |
| 早餐：酸牛奶、稀饭、蛋糕 |
| 午餐：小米红枣稀饭、炒猪肝、木耳青菜 |
| 晚餐：馄饨、花卷、糖醋白菜心 |

肝昏迷患者的饮食主要是防止血氨升高，若血氨轻度或中度升高而无神经系统症状者，每日饮食，蛋白质 25 克，脂肪 40 克，糖类 200 克~250 克，热量 1000~1300 千卡。若血氨较高又有神经系统症状，在 48~72 小时内开始供给无动物蛋白质的饮食；神经系统症状消失后，每千克体重每日供给蛋白质 0.2~0.3 克；以后渐增蛋白质供应量，直到每日蛋白质达 1 克/千克体重为止。其食品以豆腐、乳类、鸡蛋等优质蛋白为宜，主食以麦、淀粉类食品为主。

## 第二节　肝病患者的情志调节

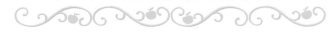

肝病患者如果顾虑重重，寝食不安，必然引起精神疲惫，乃至免疫力低下，影响肝功能恢复。周而复始，恶性循环，病情就会日趋加重。所以，得了肝炎或肝硬化，一方面要有正确的态度，要保持乐观向上的精神状态，勇于面对现实，既要有乐观的情绪，又要重视病情的变化，使自己从疾病的束缚中解脱出来；另一方面，听从医生意见，积极配合治疗，安心养病，做到"既来之，则安之"，只有这样，才能战胜病魔，早日康复。

为了达到这个目的，得了肝病后，在精神和体力允许的情况下，不妨多看一些有关肝病防治的读物，对肝病有一个比较正确的认识和了解，并掌握一些有关肝病的养护知识。随着病情的进一步好转，也为了充实自己的生活，可以循序渐进地参加一些力所能及的文艺活动，如听音乐、散步，与病友聊天或下棋；在家调养时可以养养花草、鱼鸟，打打太极拳，乃至垂钓、跳舞等，切忌整天睡大觉，想心事。病情恢复较好时，应该及时参加轻劳力工作，这样有利于疾病的早日康复。

## 第三节　肝病患者的婚育与性生活

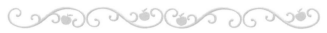

### 一、肝病患者的婚育

急性肝炎未愈、慢性肝炎未静止的患者，暂时不宜结婚，等到病情好转、稳定或治愈后半年至一年，乃至更长的时间后再生育较为安全。有些乙型、丙型肝炎病毒感染者，并没有发生肝炎，只是病毒带原者，这些人是可以结婚的，但应做一些必要的准备。如果结婚对象也是病毒带原者，问题不是太严重；如果结婚对象是健康未感染者，则应在结婚前注射肝炎疫苗，一般是在第 1 次注射 1 个月后，再注射第 2 次，到第 6 个月时，再注射第 3 次，以使体内产生保护性抗体，这时方可结婚。

如果是在怀孕期间罹患乙型肝炎，则应注意严密观察病情，必要时应中止妊娠，因为孕妇患肝炎有高度的危险性。如果肝炎孕妇顺利生育，则应立即给婴儿注射疫苗和抗乙肝球蛋白，并在 3~6 个月时各加强注射一次，以阻断母婴传播。

### 二、肝病患者的性生活

许多肝病患者非常想了解自己是否能过性生活？怎样过性生

活？下面我们将向患者朋友介绍这方面的知识。

(一) 肝炎肝硬化与性的关系

肝炎急性发作期，患者多有严重乏力、恶心、呕吐、厌食、发热、肝区疼痛、黄疸、丙酮酸转氨酶 (SGPT) 显著升高，此时不能进行任何形式的性活动，否则不利于病情的控制。肝炎患者急性期强调充分休息，是为了减少体力消耗和促使肝细胞修复，性交是一种颇为剧烈的活动，因而必须暂时停止。

慢性肝炎患者，如果一般情况良好，丙酮酸转氨酶 (SGPT) 基本正常，其他肝功能指针虽有异常但不显著者，可以进行夫妻生活，但应有所节制，更不能纵欲过度。如果肝功能已有严重损害，全身情况较差时不宜再过性生活，因为这对残存的肝细胞来说是不堪负担的。

慢性肝炎和肝硬化可引起内分泌的严重紊乱，从而可明显影响性功能。禁止性生活，患者应将全部精力集中于肝病的治疗与调养上。

(二) 肝病患者的性生活保健

1. 急性肝炎期，当丙酮酸转氨酶显著升高，全身乏力、黄疸等症状明显时，应该禁止任何性活动，包括自慰行为。

2. 急性肝炎恢复期患者，可以有节制地进行夫妻生活，但不宜过频，时间也不宜过长，以次日不感疲劳为度。

3. 慢性肝炎、肝硬化患者由于病情的影响，一般性欲都比较淡漠，此时不应勉为其难，而应顺乎自然，当肝病获得控制后，体内性激素代谢得到调整和恢复正常，性功能也可相应改善。有些著名老中医认为，此一时期应严格禁止性生活。

4. 乙型肝炎表面抗原和乙型肝炎的 e 抗原同时阳性的女青年，最好婚前进行药物治疗，以降低血中的传染性。

5. 如果在男性乙型肝炎患者的精液中找到乙型肝炎表面抗原，这意味着可以透过性交传播乙型肝炎，因而性交时应该使用质地优良的保险套，避免精液与未感染过的配偶直接接触。

6. 由于慢性乙型肝炎患者唾液中可长期携带病毒，接吻有传播乙型肝炎的可能，因而最好能避免接吻。

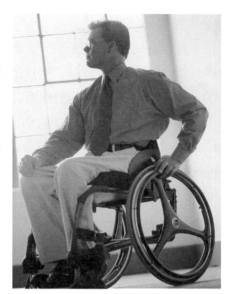

## 第四节　肝病患者日常生活的忌宜

在日常生活中，有些生活习惯有利于肝病的康复，而有些习惯则对肝病的康复极为有害。肝病患者应培养良好的生活习惯，促进肝病的早日康复，本节将向读者介绍一些日常生活中的注意事项。

### 一、对肝病康复有利的生活习惯

#### （一）宜少吃罐头食品

任何罐头食品都掺有一定的防腐剂（如苯甲酸等）。这些防腐剂对肝脏解毒功能正常的人来说，没有任何不良影响，而对肝脏解毒能力较差的肝病患者来说，就会带来不良影响，加重肝脏的负担，不利于肝病的治疗。

（二）宜戒酒

酒会造成肝脏的损害，或加重这种损害。酒进入人体后，90%以上要经过肝脏处理，生成乙醛。乙醛和乙醇（酒的主要成分）都有直接损害肝细胞的作用。

肝病患者的肝细胞已受损伤，肝功能不正常，特别是乙醇代谢所需的各种酶的活性减低，分泌减少，解毒功能大大下降，即使少量饮酒，也会加重肝脏负担，影响肝功能恢复，甚至导致肝坏死。

（三）宜睡时取右卧位

肝病患者需要充足的营养，才能为肝细胞的再生提供良好的条件。肝脏的营养主要从动脉提供，这与患者睡眠的姿势密切相关。因为肝脏位于膈下腹腔右上部，如患者睡眠向左侧，肝脏位于腹腔动脉的上方，动脉中的血液必须沿固有位置"爬陡坡"上行到肝脏；如患者平卧，肝脏的位置也稍高于腹腔动脉，动脉血

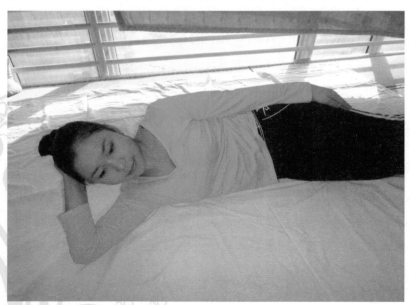

也必须"爬小斜坡"流向肝脏。这两种卧式对肝脏病的恢复都不利。因此，肝炎患者睡眠宜取右侧位，肝脏位于腹腔动脉的下方，动脉血就"沿下坡"流向肝脏，这就有利于肝病的早日康复。

（四）宜控制高糖、高脂肪膳食

肝炎患者需适量补充糖、蛋白质、脂肪、维生素等营养物质，以维持生理代谢、促进肝细胞的修复。但是，如果碳水化合物和脂肪补充过多，对肝炎患者不仅无益，反而有害。

（五）服补药宜适量

肝病患者不但要防止过多地服用治疗药物，而且在服用补药时，也应注意不要过量，以免增加不必要的药物在肝内代谢的负担，甚至伤肝。

## 二、对肝病康复不利的生活习惯

（一）服用损害肝脏的药物

哪些药物可能造成肝脏的损害呢？

抗生素中的四环素类、磺胺类；抗结核病药异烟肼、利福平；镇静安眠药物氯丙嗪、苯巴比妥、苯妥英钠、安定等；抗癌药、丝裂霉素、环磷酰胺；解热止痛药水杨酸类、非那西根等；一些有毒的中药等，均可引起肝脏损害。当然，能引起肝脏损害的药物还不止这些，肝病患者应忌用或慎用损害肝脏的药物。

（二）劳逸失度

肝病患者需要足够的养分以修复损伤的肝细胞，而这必须在保证足够休息的基础之上。如果劳累过度，不但难以修复肝细胞，而且会加重肝细胞的负担，导致肝病病情加重，甚至恶化。因此，肝病患者必须保持充足的休息时间，尤其是在症状较重时。

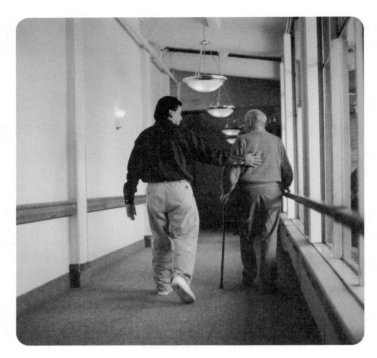

中医有句名言："久卧伤气。"就是说，如果卧床休息的时间太长，也会损伤人的元气。肝病患者如果久卧在床，会使身体更加虚弱，免疫力降低，导致发生其他疾病，从而加重肝脏负担。

总之，肝病患者既不可过度劳累，也不可过于安逸，而要动静适度，劳逸结合，才能有利于疾病的治疗和身体的康复。

（三）发怒伤肝

常言道："无气不生病，无毒不长疮。"中医认为"气为百病之长"。肝属木，像春天万物的生发一样，喜条达疏泄，不喜压抑。当人发怒或生闷气时，易致气机逆乱，肝气横逆，而引起胁痛、呃逆、腹胀等症状。另外肝郁日久，化火伤阴，易引起肝肾阴液亏损，造成肝失濡养，出现肝阴不足之病。

因此，若罹患肝病后，一定要涵养性情，豁达大度，尽量避免为一些小事情生气。即使遇到一时解不开的事，也要从宽着想，不要感情用事，否则会加重肝脏病变，不利于肝病康复。

（四）肝病患者其他禁忌之处

（1）忌吃发霉的花生米，以免花生米中的黄曲毒素损伤肝脏。

（2）忌吃辛辣、油炸及刺激性食品。

（3）忌吃红薯、马铃薯、豆类、汽水等产气食品。

（4）肝硬化患者忌吃沙丁鱼、青化鱼、秋刀鱼、金枪鱼。

（5）忌吸烟。烟中的尼古丁不仅能损害肝脏，而且对整个消化系统都有害。

（6）忌感冒。经常感冒，容易导致病毒感染，可使肝细胞的损害加剧。

（7）晚期肝硬化患者忌高蛋白饮食。

（8）忌暴食。

本节主要向患者介绍了日常生活中小事的忌宜，虽然这些小事对正常人来说根本不值一提，但对肝病患者来说，却是非常重要的。肝病患者务必养成一个良好的生活习惯，既有利于肝病的康复，又不至于凡事处处小心，以致加重心理负担。

# 第五节　肝病患者的休息

在前一节中，我们提到肝病患者应注意劳逸结合。实际上，休息是肝炎、肝硬化治疗与康复的一项重要措施，从某些方面来说，休息有时甚至比治疗更有用。

急性肝炎或慢性肝炎急性发作及肝硬化晚期，必须强调休息，休息得越严格越彻底越好。

医学专家们认为，强调休息是肝炎、肝硬化治疗与康复的重要措施，特别是治疗急性肝炎的重要措施，而药物治疗则是辅助措施，这一点肝炎患者应该认识到。急性肝炎无论有无黄疸，一般来说应休息到症状明显好转，乏力已消失或基本消失时，如有黄疸则休息到黄疸明显消退。以后可每日起床活动 1~2 小时。活动过后不应感到疲乏，如仍然感到疲乏，还要缩短活动时间或继续卧床。随着症状好转和肝功能的改善，逐渐增加活动量，但在餐后仍需卧床 1~2 小时，直至症状基本消失，肝脏大小恢复正常，肝脏功能亦正常。再经 1~2 个月观察，病情确实已稳定，方可逐步恢复工作，乃至全日上班。但在工作期间还要注意劳逸结合，不能疲劳过度，以免复发。

至于重症肝炎，更应强调卧床休息，并保持乐观情绪，积极配合医生治疗。由于重症肝炎肝细胞坏死严重，肝细胞的再生、修复需要相当长的一段时间，因此重症肝炎患者只有在临床症状消失，肝功能全部正常 1~2 年后方可考虑较轻的工作。

慢性肝炎，包括慢性迁延性肝炎和慢性活动性肝炎，前者预后较好，症状不复杂，肝脏损伤也不严重，一般无须卧床休息（但中午午休一下对患者极有益处），除避免过度劳累外，还可适当进行一些体育锻炼；如果是后者，肝功能有明显不正常，并有较多症状者，则需卧床休息，待病情好转，肝功能稳定后方可增加活动；处于相对静止期的患者稳定 3 个月以上，可逐渐增加活动量，以便恢复较轻的工作。

早期肝硬化患者的休息原则与慢性肝炎患者相同。

仅仅是肝炎病毒携带者，过分强调卧床休息没有必要。

# 第六节　肝病患者的体育锻炼

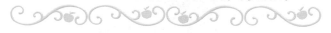

对肝病患者来说，正确掌握休息与锻炼之间的关系并不是一件容易的事。在上一节中，我们向读者强调了休息对肝病患者的重要性，本节中，我们再介绍一下肝病患者的体育锻炼。当然，这主要针对那些病情比较稳定的慢性肝炎及早期肝硬化患者。

## 肝病患者体育锻炼的方法及注意事项

运动对身体各器官有哪些作用呢？

1. 加强心脏肌肉收缩，使血液循环加快，冠状动脉管口增粗，因而心肌营养得到改善，全身血管弹性增强。

2. 改善呼吸功能，扩大肺活量，使全身血氧的供给增加，有利于新陈代谢。

3. 改善消化功能，促进新陈代谢。同时，还能促进胃和肠的蠕动，使各种消化酶分泌增加。

4. 改善神经系统功能，使之充分发挥对全身功能的指挥和协调作用。

由于不同肝病及肝病的不同时期，侧重的休息与锻炼的比例不同，因此，肝病患者在决定进行体育锻炼之前，应征求医生的意见，以决定自己能否参加体育锻炼以及掌握适当的运动量。

### （一）肝病患者体育锻炼的方法

肝病患者首先要选择一个适合自己身体条件的运动项目。体质较好的，运动量可稍大些，如跑步、游泳等；体质较差，运动量宜小，如太极拳、散步等活动。也可根据自己的环境安排运动

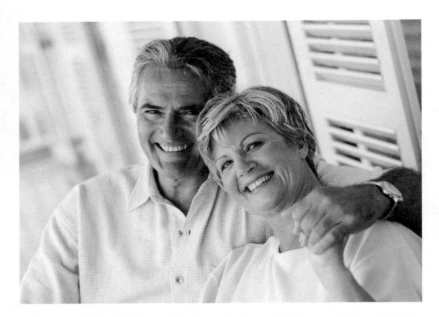

项目，有条件的可到室外锻炼，无条件的可做户内运动，如原地跑、徒手操之类的运动，并注意环境的清新。同时也应根据气候、季节来选择运动项目，不能因天气或其他原因的变化而随意停止，否则达不到锻炼身体的目的。

(二) 肝病患者锻炼方法及应注意事项

肝病患者体育锻炼方式主要有以下几种：

1. 散步：俗话说："饭后百步走，活到九十九。"每天坚持散步 20 分钟以上的人，不但下肢的肌肉得到锻炼，而且可以促进下肢静脉的回流，既能消除大脑的疲劳，又能改善心血管系统的功能。但肝病患者散步不应在饭后进行，最好是饭后 2 小时以后进行。

2. 跑步：同散步一样是一种比较好的运动方式，但比散步的强度大。适于肝病恢复期、肝功能完全正常、体质尚佳的患者选用。

3. 太极拳：打太极拳除了有调节大脑皮层与自主神经的独特

作用外，还有促进血中白蛋白含量增加，促进球蛋白及胆固醇含量下降的作用，这也对慢性肝病的康复有促进作用。

除了以上介绍的锻炼方法外，还有一些运动适合肝病患者选择，如打乒乓球、羽毛球，钓鱼，跳舞等。

选择合适的运动项目固然很重要，但是还必须养成良好的运动习惯。首要的是贵在坚持。

锻炼中出现头晕、无力、恶心、心慌等症状时，应立即停止运动，就地而坐。随后请医生检查，找出原因进行治疗。

慢性肝病的体育锻炼，须在医生指导下，从简至繁，由小到大，逐渐增加运动量，以适应身体的需要。

运动场地要选好，室外比室内好。严寒季节，应避风运动，注意预防伤风感冒，活动后应加衣防寒。

运动后感觉疲乏，食欲或睡眠不佳，要考虑运动量是否过大，如果是，必须适当减少。一般认为，肝病患者跑步后的脉搏数不宜超过160减去运动者年龄数。超过此数为过量，小于此数则为运动量不足。

总之，要获得好的运动效果，就要做到项目合理、运动适量、坚持不懈、循序渐进，这样才能对身心健康、慢性肝病的恢复起到良好的作用。

# 第七节 肝炎病毒污染过的物品的消毒

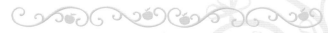

如何防止肝炎传播给别人呢？首先，要严格遵守隔离制度，尤其是在肝炎急性期；其次，要彻底消毒被肝炎病毒污染过的物品；最后，给与肝炎患者密切接触的人注射各型病毒的疫苗。本节将主要介绍如何给被肝炎病毒污染过的物品消毒。

1. 对房屋门、窗、家具、玩具、运送工具的消毒选用 0.5% 优氯净、三氯亚明或 2% 过氧乙酸进行喷雾消毒。

2. 对患者呕吐物、排泄物的消毒选用 10%~20% 漂白粉乳剂（排泄物与消毒物比例为 1:2）或用漂白粉干粉（排泄物与消毒物比例为 5:1）共同搅拌混匀放置 2 小时。

3. 对厕所、垃圾、便具的消毒选用 2% 次氯酸钠溶液或 3% 漂白粉之清液喷雾，对便具用上述药液浸泡 1 小时。

4. 对餐具、护理用具的消毒选用 0.5% 优氯净、3% 氯亚明、2% 过氧乙酸、2% 次氯酸钠或 3% 漂白粉浸泡 1 小时，再煮沸 10~20 分钟。

5. 对残余食物的消毒宜煮沸 10~20 分钟后废弃。

6. 对医生、家庭成员（接触过肝炎患者）的手的消毒，宜用 2% 的过氧化乙酸溶液泡 2 分钟，再用肥皂自来水冲洗。

7. 对污染过的衣服、被褥、书籍、化验单、病历等的消毒，宜在密闭的器具内用环氧乙烷 0.4 千克/立方米，或福尔马林 100 毫升/立方米熏蒸，密闭 12~24 小时。

8. 对耐热的物品的消毒宜用 15 磅高压蒸汽消毒 15~30 分钟。

## 第八节　对肝病病情的自我评价

肝病患者在参与医生的治疗过程中，还应该学会对病情严重程度的自我评价。这种自我评价对患者了解自己的病情变化，及医生制定相关的医疗措施十分有用。那么，怎样对病情做自我评价呢?

（一）日记卡

选用日记本或卡片均可，记录当时疾病的症状和体征，包括乏力、食欲减退、恶心、腹胀、厌油、肝区痛等症状，以及面色是否有蜘蛛痣、肝掌等体征；记录用药的种类和数量以及用药后的反应，当患者需要就诊时，可以

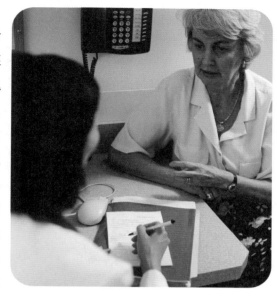

将这些资料提供给医生，这对医生确定医疗方案很有价值；同时，这些日记和卡片对患者自己了解病情的发展变化也十分有用。例如，通过卡片的前后对比，就可以知道日常生活中哪些习惯、哪些爱好对病情康复有利，从而使自己在今后的康复调养中做到心中有数。

（二）搜集化验单

化验检查是了解病情轻重的一项重要指针，其中肝功能的检查是肝病患者最重要的检查。

肝功能检测的项目主要有四类：

1. 反映肝细胞是否有损害：血清丙酮酸转氨酶（SGPT）、苯醋酸转氨酶（SGOT）及其比值。

2. 了解胆红素代谢：血清胆红素（SB）的定量检查、尿胆素试验。

3. 观察肝脏合成蛋白质的能力：血清总蛋白、白球蛋白比值

（A/G）、蛋白电泳等。

4. 观察肝脏凝血功能试验：凝血酶原时间（PT）及纤维蛋白原的测定。

肝病患者应将每次的肝功能化验单妥善保存好，以便了解自己病情的轻重、进展及预后。

总之，肝病患者除了要重视药物治疗外，也要注重日常生活中的调养。只有这样，才能尽快地使病情稳定，并逐渐走向健康之路。

# 第七章 脂肪肝的治疗与调养

脂肪肝在过去是比较少见的肝脏疾病，随着近年来生活水平的提高，其发病率亦随之上升。脂肪肝的发病原因有多种，其中最重要的原因即在于饮食方面的问题，这就要提醒读者，预防脂肪肝应从饮食入手，包括少吃高脂肪、高热量、高胆固醇食品，不要长期过量饮酒等。

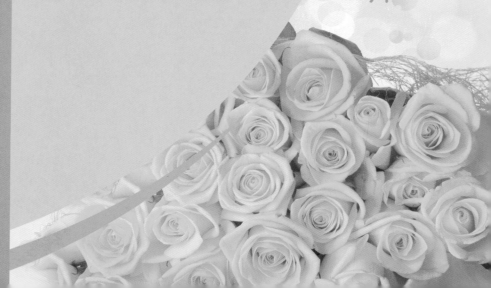

在正常肝脏中，脂肪含量为肝脏总重量的5%，而发生脂肪肝时，脂肪存积于肝脏中超过了正常5%的水平，因此称其为脂肪肝。在脂肪肝中，其脂肪含量可高达40%~50%，因为脂肪在肝脏的存积过多，很自然地会引起肝脏功能的异常改变。

## 一、脂肪肝是如何形成的

摄入过多油脂只是脂肪肝的病因之一，还有一些其他原因也可以引起脂肪肝，包括：

1. 酒精中毒。患有脂肪肝的患者往往有长期饮酒的历史。

2. 营养失调。此由疾病所引起营养失调，如儿童进行性消瘦，可引起严重的脂肪肝。

3. 内分泌紊乱。内分泌发生紊乱亦为脂肪肝的常见病因，如糖尿病分泌紊乱所致；大量使用激素类药物者，也可引起内分泌紊乱，因而也常常发生脂肪肝。

4. 药物中毒。可引起脂肪肝的药物包括四环素、吐根素及四氯化碳等。

5. 妊娠。妇女在妊娠期也可发生脂肪肝，可能是由妊娠引起内分泌紊乱所致。

总之，脂肪肝的发病原因有多种，其中最重要的原因即在于饮食方面的问题，这就要提醒读者，预防脂肪肝应从饮食入手，包括少吃高脂肪、高热量、高胆固醇食品，不要长期过量饮酒等。

## 二、脂肪肝的类型

1. 酒精性脂肪肝。

2. 肥胖性脂肪肝。有30%~50%的肥胖症合并脂肪肝，而重度肥胖者脂肪肝病变高达 61%~94%。这类脂肪肝的治疗应以调整饮食为主，基本原则为"一适两低"，即适量蛋白、低糖和低脂肪，生活中要注意以清淡的饮食为主，多吃新鲜蔬菜瓜果，并加强锻炼积极减肥，只要体重下降，肝内脂肪浸润就会明显好转。

3. 糖尿病脂肪肝。接近一半的糖尿病患者可能发生脂肪肝。这类患者发生脂肪肝既与肥胖程度有关，又与进食脂肪或糖过多有关。这类患者一方面要积极治疗糖尿病，另一方面一定要注意选择低糖低脂肪热量及高蛋白食物。

4. 营养不良性脂肪肝。

5. 药物性脂肪肝。

## 三、脂肪肝的临床表现

这种疾病的临床表现多样，轻度脂肪肝的症状为部分患者仅仅表现有疲乏感，而多数脂肪肝患者体型较胖，所以很难发现轻微的自觉症状。中重度脂肪肝有类似慢性肝炎的表现，会有食欲不振、疲倦乏力、恶心、呕吐、体重减轻、肝区或右上腹隐痛等症状。

由于脂肪肝患者的症状很难自我察觉，或

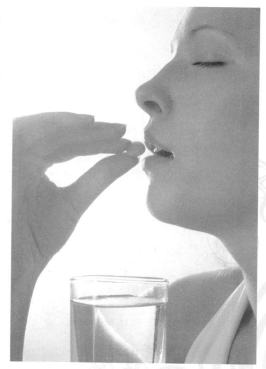

仅仅有轻度的疲乏、食欲不振、腹胀、嗳气、肝区胀满等感觉，加上因为患者转氨酶常有持续或反复升高，又有肝脏肿大，所以很容易被误诊为肝炎。B超、CT均有较高的诊断符合率，但确诊还应早做肝穿活检比较可靠。

临床检查中75%的患者肝脏轻度肿大，少数患者可出现脾肿大、蜘蛛痣和肝掌。

## 四、脂肪肝对身体的影响

脂肪肝能引发很多并发症，对人体产生出巨大危害，如：

1. 肝硬化和肝癌。脂肪肝是肝脏脂代谢失调的产物，如果长期得不到治疗会引起肝细胞缺血坏死，同时也是加重肝脏损伤的致病因素，从而诱发肝纤维化和肝硬化等多种恶性肝病。肝硬化继发肝癌的概率较高，脂肪肝患者并发肝硬化、肝癌的概率是正常人的150倍。一旦肝硬化发展到失代偿期，极易发生肝昏迷、肝腹水、消化道大出血、肝衰竭、肝肾综合征等，那就离生命的终结不远了。

2. 消化系统疾病。胃、肠、肝、胆都是消化系统的重要器官，人体在摄取机体所需的三大营养素（蛋白、脂肪、糖）时都需要经过肝脏的代谢才能被利用。脂肪肝患者肝脏功能受损，时间一长就会影响脾、胆、胃、肠等正常活动。肝脏问题对肝囊功能有影响，更有一些患者伴有慢性胆囊炎、胆结石症。

3. 动脉粥样硬化和心脑血管疾病。脂肪肝患者脂代谢失调，血液中甘油三酯高，并且常伴有高脂血症，血液黏稠度增加，促进动脉粥样硬化的形成。动脉硬化与高血压、冠心病的关系十分密切。研究表明，酒精性脂肪肝患者合并高血压、冠心病，容易导致心肌梗死而猝死。

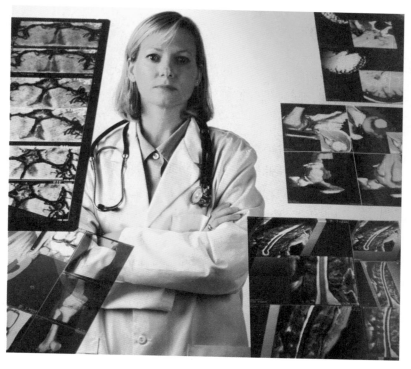

4. 脂肪肝能降低人体免疫与解毒功能。脂肪肝患者的肝细胞脂肪变性或坏死，能够使肝脏的免疫功能下降，脂肪肝患者常伴有肝脾肿大。脾脏是人体中药的免疫器官，脾肿大会造成脾功能亢进，脾功能异常抑制了细胞免疫的功能，所以脂肪肝患者由于免疫功能降低，抵抗力差，更容易被感染。另外，肝细胞脂肪变性后，解毒功能降低，容易造成毒素在体内的贮留，从而对机体造成毒害。

脂肪肝还可能对患者的性功能、视力等造成不良影响，并因脂代谢失调，会引发和加重糖代谢失调，从而引发或加重糖尿病，而有50%的糖尿病患者会合并脂肪肝，可见脂肪肝与糖尿病是一对难兄难弟。

## 五、脂肪肝的西医治疗

脂肪肝的治疗：脂肪肝的防治首先要针对产生脂肪肝的病因采取相应措施，同时采取控制饮食、适度运动、行为治疗、药物治疗等综合治疗措施。

1. 针对病因进行治疗是防治脂肪肝的关键。

2. 控制饮食，降低体重是防治脂肪肝的重要环节。

3. 适度的运动对控制体重有很大的帮助。

4. 行为疗法。去除不良的行为习惯，然后再制订计划，纠正达到了既定目标后，应给予鼓励以建立起信心，促进患者长期自觉地坚持减肥是成功的关键所在，这就是所谓的行为疗法。

5. 药物治疗。药物治疗总体上为三类：第一类如复方胆碱等；第二类 B 族维生素类药物；第三类是中药治疗。

首先是脂肪肝发病原因的治疗，在此基础上可使用以下药物，促进肝内脂肪的氧化、运出，从而有利于脂肪肝恢复正常。

常用药物有：

（1）肌醇 0.5~1.0 克，3 次/日。

（2）氯化胆碱 03~1.0 克，3 次/日。

（3）卵磷脂 2~3 片，3 次/日。

（4）阿卡明克 0.2 克，3 次/日。

（5）病情严重者可使用辅酶 A50~100 单位，肌内注射，1 次/日，或用能量合剂静脉输入。

（6）脂肪肝患者多伴有血脂增高，目前使用最多的是他汀类药物，以此来降低血脂。

由脂肪肝的症状可知，脂肪肝所表现出的症状，与一般肝炎、肝硬化的症状相似，如果希望确诊，则必须做计算机断层扫描检

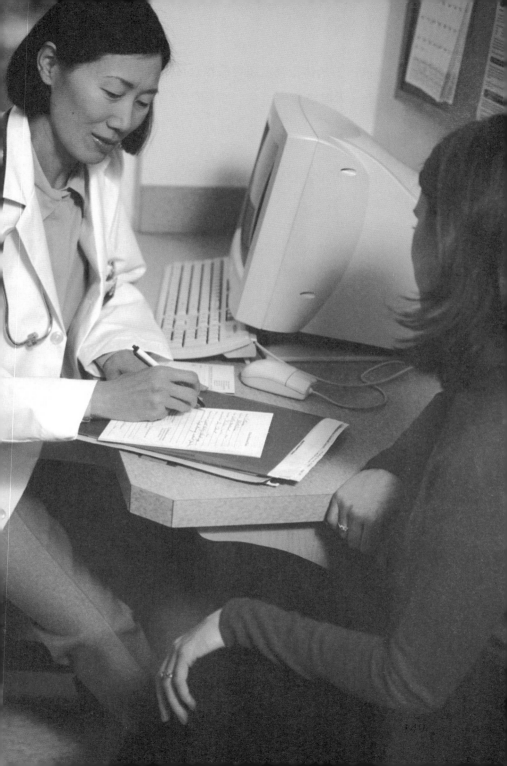

查（CT）及肝组织活体检查。超声波检查是目前最常用的方法之一，且费用低又无损伤。

## 六、脂肪肝的中医治疗

中医对脂肪肝的治疗仍以辨证施治为主，疗效也较为确切。一般分为以下三型：

1. 痰湿阻滞型：

主要症状：短期内体重迅速增加、食欲亢进、肢体沉重、腹胀；大便稀溏，甚至黏滞不爽；痰多，尤其是饭后痰多；舌质偏暗、舌苔白腻。

治疗原则：祛湿化痰。

处方：茵陈 12 克、白蔻仁 10 克、杏仁 10 克、土茯苓 12 克、柴胡 6 克、扁豆花 6 克、栀子 10 克、草决明 6 克、丹参 10 克、山楂 10 克、泽兰 6 克。

2. 肝胆郁滞型：

主要症状：食欲不振、厌食油腻、腹胀不舒、肝区不适或隐痛、面色郁暗或略有发黄，常有低热、大便稀溏、舌红、舌苔白或黄。

治疗原则：舒肝利胆。

处方：竹茹 12 克、柴胡 6 克、鳖甲 25 克（先煎）、茵陈 12 克、茯苓 9 克、党参 9 克、猪苓 9 克、龙胆草 10 克、厚朴花 10 克、藿香 9 克、白术 12 克、泽泻 9 克、益母草 10 克。

3. 阴虚血瘀型：

主要症状：面色晦暗，常于午后低热；肝区不适，常有隐痛或刺痛；头目眩晕、食欲不佳、厌食油腻；大便稀溏或便秘。舌红或有瘀斑，无苔或薄苔。

治疗原则：滋阴降火、活血化瘀。

处方：龟板 25 克（先煎）、鳖甲 25 克（先煎）、地骨皮 10 克、藿香 10 克、丹参 12 克、川芎 10 克、当归 10 克、红花 6 克、生地 12 克、麦冬 10 克、黄精 10 克、赤芍 10 克、白芍 10 克、茵陈 12 克、山楂 12 克。

在以上三型的基础上，根据具体症状的不同，还可以在上述处方的基础上进行加减：

如兼有大便滞涩不畅者，可加生大黄 6 克（后下）、瓜蒌 6 克、槐花 6 克。

如兼有疲乏无力，动则气喘出汗，面、肢浮肿者，可加葛根 15 克、党参 10 克、玉米须 10 克、黄芪 15 克。

如兼有失眠，腰酸腿软，劳累后胁痛加重者，可加用何首乌 15 克、黄精 15 克、枸杞子 10 克、熟地 10 克。

## 七、脂肪肝的调养

### （一）脂肪肝患者的饮食调养

脂肪肝的饮食调养是通过对患者总热量及脂肪、蛋白质及碳水化合物等营养素的摄入量，进行控制和调节，进而达到促进脂肪肝康复的目的。

脂肪肝饮食调养总的原则是：采用高蛋白质、适中热量、低碳水化合物及低脂肪饮食，同时需要供给充足的维生素，尤其是维生素 C 和维生素 B；严格禁止食用含有酒精的饮料、可乐等高糖饮料及辛辣调味品；尽量不要吃油炸食品及罐头食品。

在这个饮食原则的基础上，脂肪肝患者宜吃与忌吃的食品分别如下：

宜吃食品包括：豆制品、蜂蜜、各种水果、藕、藕粉、萝卜、豆芽、黄瓜、西红柿、芹菜、白菜、菠菜、山楂、海带、丝瓜、马齿苋、胡萝卜、香菇、蘑菇、红豆、绿豆、卵磷脂等。

总之，宜吃植物类食品，肉类可以选用瘦猪肉、羊肉、牛肉等。

忌食的食品包括：发霉的花生米、动物油脂、蛋黄、纯糖（如蔗糖、果糖、葡萄糖等）、可乐等。

此外，本书前文所介绍的肝病的饮食调养也可供脂肪肝患者参考。

(二) 脂肪肝患者的运动

坚持适宜的运动，可以有效地阻止脂肪肝的发展，即使在脂肪肝业已形成后，也可以通过运动来达到治疗与康复的目的。

适宜于脂肪肝患者的运动方式包括慢跑、太极拳、气功等，这几种运动方式的动作和缓，运动不很剧烈，非常适宜于脂肪肝患者。

在运动中需要注意的问题是要持之以恒，只有长期坚持运动，才能逐渐消耗体内与肝脏中的多余脂肪。要知道，脂肪肝是一个慢性的发展过程，患者大多兼有身体肥胖，因此想借运动消除脂肪肝，是不可能只通过一两次运动来解决的。

运动时要掌握适宜的原则，运动量不能过大，过大的运动量或过于激烈的运动往往会适得其反，加重肝脏的负担，甚至有可能引起病情的恶化。在运动过程中要循序渐进，不能因为治疗心切而运动过量。

脂肪肝的调养除了饮食与运动外，有些生活细节也是值得重视的，如戒酒、睡觉时采用右卧位、忌性生活过度、忌郁怒、忌暴食等，这些细节问题本书的第六章中已有了详细介绍，读者可以参阅。

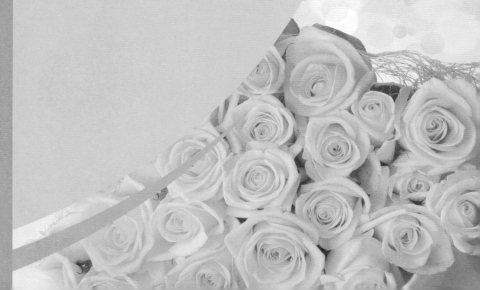

第八章

迈向健康快乐的人生

　　本书采用特殊方法来解决肝病治疗过程中遇到的问题：将我们在临床上遇到的一些带有普遍性的疑问，归纳成本章的内容，包括患者经常出现的对肝病的一些误解，以及患者在治疗与康复过程中经常提出的疑问。

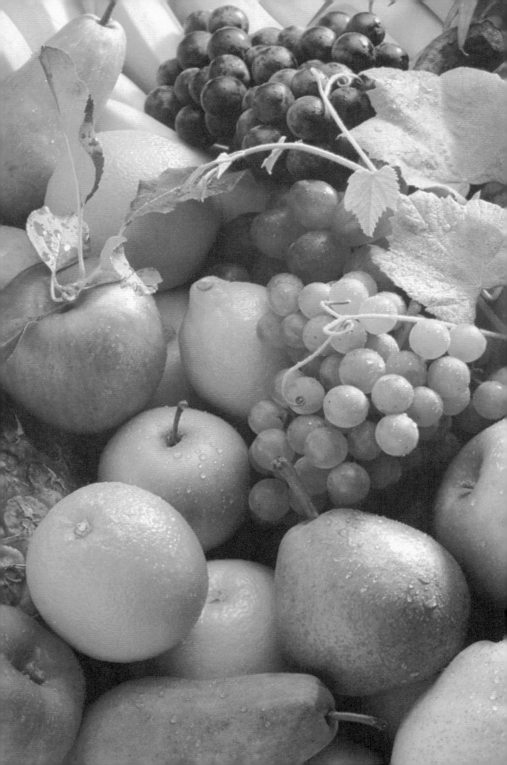

# 第一节　对肝病的常见误解与对策

（一）甲型肝炎一定是急性肝炎，乙型肝炎一定是慢性肝炎

错处：这是较为广泛的一种误解。造成这种误解的原因是，许多急性肝炎是甲型肝炎，而许多慢性肝炎是乙型肝炎。

从某种意义上讲，甲型肝炎一定是急性肝炎的说法是正确的，因为甲型肝炎病毒感染人体后，绝大多数表现为急性肝炎，很少有甲型慢性肝炎的情况出现。然而，近年来的临床研究显示，甲型肝炎病毒也有可能导致慢性肝炎，只不过这种情况非常罕见。

乙型肝炎一定是慢性肝炎的说法是完全错误的，事实上，有许多急性肝炎就是由乙型病毒所致。但乙型肝炎也确实容易慢性化，临床上有许多慢性肝炎就是由乙型病毒感染所致。因此，临床上既有乙型急性肝炎，又有乙型慢性肝炎。

这一误解必须予以澄清，这对于肝炎的治疗、调养及康复，均有帮助。

（二）罹患一种肝炎后，就再也不会得同一种肝炎或其他肝炎

错处：一般而言，患过甲型肝炎之后，可以获得持久的免疫力，因而极少再患甲型肝炎，然而近年曾有报道称甲型肝炎也会复发，说明患过甲型肝炎后仍有可能再次患此疾病。戊型肝炎的情况与甲肝类似。

而乙、丙、丁三种肝炎，均可复发，并有慢性化的趋势。所以，无论患过哪一型肝炎，都不能绝对地认为再也不会患同一型的肝炎了。

另一方面，甲、乙、丙、丁、戊五种肝炎病毒是完全不同的

病毒，它们之间可以交叉感染，也就是说，患上甲肝的人，同时或以后，还可能患上乙、丙、丁、戊等肝炎。同样道理，患上乙肝后，也有可能再患甲、丙、丁、戊等肝炎，其他几型肝炎可以此类推。

这就提醒读者，切不可以为自己已经患过肝炎，就可以不再注意饮食卫生等预防肝炎的措施，相反地，患过肝炎者因为肝脏曾经受损，更应在日常生活中注意肝炎的预防。

### (三) 肝硬化最终一定会演变成肝癌

错处：很多患有肝硬化的人，误以为肝硬化最终必定会发展为肝癌，因而惶惶不可终日，严重影响了肝硬化的治疗，一些患者甚至真的发展成了肝癌。

事实上，肝硬化并不意味着必然发展为肝癌，肝硬化是否发展成肝癌与肝硬化的起因、病情有关。所有肝硬化都有发展为肝癌的可能，但只要治疗、调养得当，并注意避免那些会导致肝病恶化的因素，肝癌是可以避免的。因此，罹患肝硬化的人，完全不必过分担忧，应对治疗与康复抱有必胜的信心，这样才有助于身体的健康。

### (四) 患上肝病后，应忌吃鸡、鸭、鹅等食品

错处：中国民间，流传着肝病患者不能吃鸡、鸭、鹅等食品，认为它们是发物，吃后会使肝病恶化或复发，这种说法是片面的。能不能吃鸡、鸭、鹅等肉类，要视肝病患者的具体情况而定。

如果患上肝病后，肝细胞分泌胆汁的功能发生障碍，这时为了减轻肝脏负担，利于肝脏恢复，应少吃油腻性食品；对于慢性肝炎及肝硬化患者，则应适量进食高蛋白、优质蛋白食物，以提高患者的免疫力和体力，鸡、鸭、鹅均不必忌吃；对于猛爆性肝炎或其他肝病出现肝昏迷迹象时，为防止血液中氨类物质的升高，

应忌高蛋白饮食，此时则不能吃鸡、鸭、鹅。

可见，肝病患者能否吃鸡、鸭、鹅等食物，并不能一概而论，应具体分析处理。

（五）不能用针灸治疗肝病

错处：有些肝病患者认为，针灸既然没有给身体内增加任何东西，当然不会有治疗肝病的作用；还有人认为，针灸反而会导致肝病病情恶化。这两种观点都是错误的。

就肝炎来说，急性甲型肝炎，仅通过针刺就可以达到退黄疸、退热等治疗效果，如能在药物治疗的同时配合针灸治疗，则疗程会大大缩短。对于慢性肝炎，尤其是药物治疗很久未见效者，如能配合针灸，往往能使病情出现转机。对于肝硬化，针灸亦可以起到辅助治疗作用，如肝硬化腹水经服用利尿剂无效时，针灸还可以起到消腹水的作用。

上述几种对肝病知识的误解，是我们在治疗肝病过程中经常遇到的，对于这些误解的澄清，不仅有助于增进患者对肝病知识的了解，也有助于肝病患者在治疗与康复过程中，采取正确的措施，因而是每位患者都要加以注意的。

# 第二节　肝病防护知识问答

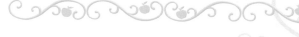

（一）肝病患者怎样才能避免发生肝癌

由本书前文的介绍可知，乙、丙、丁三种肝炎病毒均有一定的致癌作用，因此，凡罹患过此三型肝炎者，首先应积极治疗肝炎，这是防止肝癌的第一步；同样道理，肝炎性肝硬化也易癌变，要想防癌同样要积极治疗肝硬化。

## （二）肝病患者服用科学浓缩中药

科学浓缩中药一般是由药厂按照有效的中医处方，将中药加工成丸散状，服用起来非常方便。常用于肝病治疗的科学浓缩中药有：六味地黄丸、济生肾气丸、柴胡疏肝散、逍遥散、香砂六君丸等，这些科学浓缩中药都禀承古方，临床疗效历经千百年的考验，服用起来既方便又安全。不过，必须在医生的指导下服用。

肝病患者也可将中医师所开处方，请药店加工成药丸，以方便服用。

## （三）肝功能指标不正常，饮食方面应该注意些什么

肝功能不正常的时候饮食一定要合理，一般情况下，饮食跟平常人一样，不要特别营养，也不必特别忌嘴。可以选择多食用高蛋白低脂肪食物，以清淡为主，少量多餐，选用新鲜无污染的绿色食品，新鲜的水果、蔬菜、鱼、蛋、肉、牛奶都可以吃，但不要过量。食物吃前要清洗干净，食用前要进行彻底加热。还要戒酒、戒烟，不能吃油炸、辛辣食物。衣食住行各方面一定注意卫生，尽量少到公共场合用餐，那些地方病菌多。

此外，保持乐观愉悦的心情很重要。肝要好好保养，有问题要到正规医院检查、治疗，不要乱用药增加肝脏负担。

## （四）什么是"大三阳"和"小三阳"？"大三阳"和"小三阳"有什么意义

生活中常常听到"大三阳"、"小三阳"这两个词，那么什么是"大三阳"和"小三阳"？"大三阳"和"小三阳"各有什么意义呢？下面就给大家具体介绍一下。

1. 乙肝大三阳：就是在"两对半"检查中，表面抗原（HBsAg）、e抗原（HBeAg）和核心抗体（HBcAb）为阳性。

经研究证明，如果被检查者的血液检查为乙肝大三阳，但没

有临床症状，肝功能也正常，那么他（她）就不能被称为乙肝患者，而只能说是乙肝病毒携带者。

我国每年有 2%~3% 的乙肝大三阳携带者发展为乙肝。饮酒、过度劳累、滥用药物等是乙肝大三阳携带者发展为乙肝患者的重要诱因。

乙肝大三阳的传染性较强，比较容易传染给他人，尤其是对下一代有着严重的威胁。肝炎大三阳母亲可能直接传染给下一代，而不是遗传给下一代。母婴传播是肝炎病毒重要的传播方式。这种传播方式包括宫内传播、围产期传播和以后的生活接触传播。

2. 乙肝小三阳：乙肝"小三阳"是指在乙肝的"两对半"检查的五项指标中，表面抗原（HBsAg）、e 抗体（HBeAb）和核心抗体（HBcAb）检测均是阳性。而在乙肝两对半检查报告中的所体现形式是 HBsAg（+）、HBeAb（+）、抗 HBc（+）。但凡出现了"小三阳"，都提示着该患者已经患急性或慢性乙型肝炎，其体内病毒复制，为乙型肝炎病毒复制状态。"小三阳"通常是由"大三阳"转变而来，是人体针对 e 抗原产生了一定程度的免疫力。

（五）肝病患者饮食上应注意哪些问题

乙肝患者要少吃加工食品、辛辣食品、高糖及高脂肪食品等。我们所吃的食物都会经过肝脏解毒、代谢以供机体应用，如果胡乱进食会增加肝脏负担，甚至加重肝脏损害。尤其是乙型肝炎活动期，轻者会延缓病情恢复，重者有可能会引起肝脏坏死。

加工食品很多含有防腐剂，摄入后必须经过肝脏解毒，这就增加了肝脏的负担。辛辣食品对胃肠道黏膜有刺激作用，会引起胃酸分泌增加，尤其对重型肝炎患者会加重胃肠道黏膜的充血、水肿及糜烂，严重的甚至还会引起消化道出血。

由于肝炎患者的糖代谢会发生紊乱，因此高糖饮食会使血糖

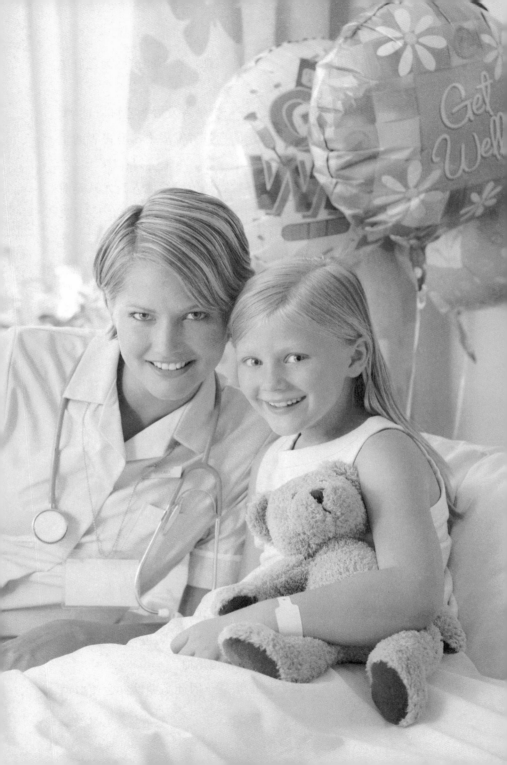

升高，多余的糖会转变成脂肪而存储在肝脏，形成脂肪肝；同时，高糖饮食还会引起肠胀气，像羊肉和葵花子这样的高脂食物，过多食用很难被有效消化和吸收，这就加重了肝脏负担。

肝炎患者的基本饮食要求是通过平衡的饮食结构进行调养，也就是要制定合理的脂肪、糖、油、碳水化合物、蛋白质及各种维生素的摄取量的比例，才能促进肝脏代谢，改善肝脏营养，调节免疫功能，缓解某些症状。

### （六）为什么急躁易怒不利于肝病的康复

"肝为将军之官"，本性喜顺达、舒畅，长期郁愤，可以导致肝气郁结，肝郁化火，引起生理功能的紊乱；现代研究表明：愤怒会使人呼吸急促，血液内红细胞数剧增，血液比正常情况下凝结加快，心跳过速，这样不仅妨碍心血管系统的健康，更影响肝脏健康。

情绪的变化对人体生命有很大影响，中医有一个说法叫作"怒伤肝"，认为发怒会损害肝脏，不利于肝病的治疗与调养。现代医学也认为，发怒时由于交感神经兴奋，血压升高，血液过多地流向大脑、外周血管等处，肝脏的血流供应就会减少，从而影响到肝病的恢复。

因此，肝病患者一定要注意调养身心，遇事放宽胸襟，千万不能动辄发怒，这对肝病的治疗是极为不利的。

### （七）肝病患者如何掌握进食水果的适度原则

肝病患者吃水果，有助于病情的康复，有些水果对肝病还有直接治疗的作用，但并不是说，水果吃得越多越好，这其中应掌握适度的原则。

以常见的水果来说，肝病患者每天进食一些苹果、梨、荔枝、橘子等，有助于补充患者体内维生素，可以起到辅助治疗的作用。然而，橘子吃多了会上火，引起咽喉肿痛，口唇发干；梨吃多了伤脾胃，引起食欲下降，消化不良；荔枝吃多了会流鼻血、无力、多汗等；未熟透的苹果和葡萄中含有大量的果酸和果糖，吃多了会加重肝脏负担，影响肝病康复。

所以肝病患者应选择吃有增加营养、提高免疫力、保护肝脏等作用的水果，但切忌过多，一般以每日进食 50 克左右的各类水果为宜。下面给大家列举一些对肝病患者有益的水果：

苹果：富含维生素 C，肝病患者可多食用些。

梨：肝病患者可多食用些。

香蕉：有促进肝细胞再生的功效，能够提高免疫力、保护肝脏，肝病患者可多食用些。

葡萄：，肝病患者宜多食用些。

石榴：肝病患者可多食用些，特别是肝硬化患者。

荔枝：可充分补充肝病患者本身易缺乏的元素等。

荸荠：肝炎期的肝病患者宜多食用荸荠以助解毒退黄。

除此之外，肝病患者还可多食用些具有提高机体免疫作用的大枣，以及具有壮阳益气、补益心脾、养血安神、润肤美容等功效的桂圆等。

### （八）肝病患者怎样才能避免发生肝癌

禁食发霉的食品，如霉花生、霉大豆、霉米、霉面、久存的植物油等。这些食品是诱发肝癌的高危险性食品。

长期饮酒对乙肝表面抗原阳性者可促进肝硬化或肝癌发生。

对待肝病听之任之也有可能贻误病情，肝病患者一定要定期到医院做检查，做到有问题早发现。并且注意检查、治疗都一定要到正规医院找正规大夫，要特别注意服药安全。很多药物可能会引起肝脏损伤，不可乱服，如抗生素、止痛药、避孕药、降糖降脂药等。另外，许多乙肝病毒感染者乱服药、迷信民间偏方的现象也较严重。一些以"保肝"、"提高免疫力"、"营养"为名目的药物往往名不副实，切忌滥用。

从抗癌的食品来说，糙米应被肝病患者列为日常主食。研究认为，糙米中不仅含有丰富的 B 族维生素，其中富含的纤维素、酵素等，还可以吸附体内有害物质，促其从大便中排出体外。肝病患者经常吃糙米是防止肝癌发生的好办法。

### （九）妊娠妇女得了肝炎怎么办

一般来说，女性患上病毒性肝炎后，在没有完全康复时，是不应该结婚、更不能怀孕的。如果不幸在怀孕期间罹患了肝炎，则应予以高度重视，以防发生猛爆性肝炎，危及母婴安全。这是由于妊娠期肝炎具有高度危险性，死亡率极高。

正是由于妊娠会加重乙肝小三阳患者肝脏的负担，妊娠早期患上肝炎的患者，要切记到医院检查肝功能，有条件的应立即住院治疗，乙肝小三阳，肝功能正常，HBV DNA 阴性，是可以怀孕的，但是在怀孕期间一定要注意身体变化，定期检查肝功能。如果医生认为不宜继续怀孕，则中断妊娠措施。如果顺利产下胎儿，则应立即给婴儿注射肝炎疫苗，以策安全。病情相对稳定的乙肝小三阳孕妇怀孕后，从产前 3 个月起，每月注射一针乙肝免疫球蛋白。对乙肝小三阳所生的孩子，可于出生后 24 小时内注射乙肝免疫球蛋白，并注射乙肝疫苗。如果乙肝小三阳肝功能不正常，那么就不能随便怀孕，应该积极进行抗病毒治疗，然后可以在医生指导下进行怀孕。

### （十）综合疗法治疗肝病的优势何在

由于肝脏的上述特点使得综合疗法成为肝病治疗中最有效、最好的方法。所谓的综合疗法，是指西医、中医、针灸、按摩、饮食、气功等，综合在一起治疗肝病的疗法。实践证明，采取综合疗法治疗肝病，比任何一种单一的疗法效果都要好得多。

综合疗法的优势在于，它不仅透过药物直接治疗肝病，而且藉由非药物自然疗法来提高身体免疫力，使肝脏的自愈能力得到极大的发挥，使得药物的不良反应尽可能地减少。这一优势造成了综合疗法在肝病治疗中的卓著疗效，也非常符合现代医学对肝病的认识，即肝病患者应尽可能地少吃药。

（十一）肝病患者如何掌握运动与休息的关系

劳逸结合是任何疾病在调养中的准则，肝病患者同样要面对休息与运动的关系。

急性肝炎早期强调卧床休息是必需的，因为卧床休息可以改善肝脏营养和养分的供应，有利于受损肝细胞的修复。经过治疗、休息，急性期症状逐渐消除（指发热已退、恶心呕吐消失、食欲改善、黄疸消退、肝肿大疼痛缓解、肝功能中的转氨酶明显下降或趋于正常），此时就可以起床逐渐增加活动量了。

（十二）乙肝的主要传播途径和传播方式

乙肝的传播途径主要有三种：血液传播；母婴垂直传播；性传播。乙肝不通过消化道和呼吸道传播，日常正常的接触，如握手、拥抱、一起工作、吃饭等一般不会被乙肝病毒传播。

乙肝的传播方式有以下几个方面：

1. 经血液传播。

2. 母婴传播。

3. 医源性传播。

4. 性接触传播：夫妻一方为乙肝病毒携带者，夫妻之间的无防御措施的性行为会导致乙肝病毒的传播。

5. 生活密切接触传播。

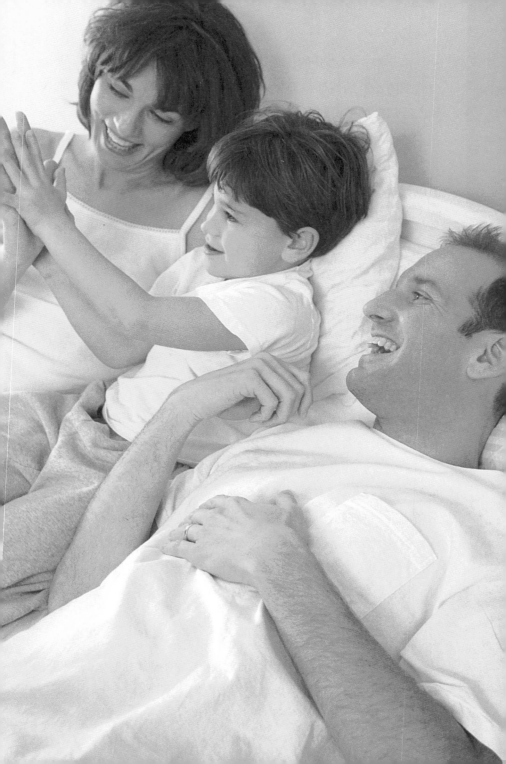

多了解一些乙肝的传播途径可以避免一些乙肝的传播方式。当然预防乙肝的传播最简单有效的方法就是注射乙肝疫苗,那么和乙肝病毒携带者的接触就可以高枕无忧了。

### (十三) 肝病患者冬天该如何保健

到了冬季,无论南方北方,气温逐渐降低,人们不断增加衣服以保暖。天气突然变冷,人体的器官一时不能适应,尤其是肝脏,在秋冬交替之际护肝非常重要。

1. 忌饮酒过量。

2. 忌通宵熬夜。

3. 忌饮食过量。

4. 忌饮食油腻。

5. 忌心情抑郁。

6. 忌肝病延误不治。

### (十四) 为什么肝病患者治疗一段时间后,效果不一样

经过一段时间治疗后,有的患者取得了很好的治疗效果,而有的患者则效果不佳,分析原因主要有以下几个方面。

1. 治疗药物选择不正确。不同症状的乙肝患者,选用的药物也是不一样的。许多患者不属于抗病毒治疗的范围,如慢性病毒携带者、中晚期的肝硬化患者等,但他们却使用干扰素等抗病毒药物治疗,结果不仅难以取得疗效,反而容易造成不良反应。

2. 用药方案不正确。有的患者治疗过程中,擅自停药,可出现肝功再次异常、病毒指标转阳的结果。

3. 私自乱用广告药物。

4. 不按医生要求服药。

5. 治疗目标定位偏差。目前乙肝治疗的最佳目标和结果是:肝功能长期稳定、正常,病毒复制指标保持阴性。

6. 失去最佳治疗时机。

7. 心理状态和心理调控失衡。

### （十五）脂肪肝患者如何饮茶

脂肪肝患者在冬季喝红茶是比较适宜的选择。

此外，黑茶可消耗脂肪并调整三大代谢，对脂肪肝患者来说也是有益的选择。

总之，脂肪肝患者适宜选择红茶、黑茶等温性的品种，并适时适量地饮用，可以说对减少不良反应，提高其应有的脂肪肝辅助治疗及保健价值都是很有利的。

### （十六）脂肪肝对健康的危害

脂肪肝给人体带来的危害是巨大的，有资料显示，15%的脂肪肝患者会从单纯性脂肪肝转变为肝硬化，有3%的患者会进展为肝衰竭，脂肪性肝病可使50岁以下的患者寿命缩短4年，50岁以上的患者寿命缩短10年。

30%的酒精性脂肪肝可发展为肝纤维化、肝硬化。非酒精性脂肪肝发生肝硬化的概率较低，发展进程相对较慢，1.5%~8.0%的患者可发展为肝硬化。

脂肪肝不是肝癌的危险因素。但是，脂肪肝的某些病因，如饮酒、营养不良、药物及有毒物质损害等，既是脂肪肝的发病因素，也是肝癌的发病因素，因此，脂肪肝对肝癌的发生是一个助动因素，可增加癌变的概率。

远离脂肪肝，运动是一个最简单、最有效的方法。每天坚持锻炼，爬山、爬楼、慢跑等。同时，合理膳食也很重要。节制饮食，要控制高能量、高糖、高脂肪饮食，控制热量摄入量。还要多吃"清洁食物"，减少食物加工的深度，少吃经过细加工的食物。三餐要调配合理，做到营养平衡，少油、少肉、少糖、多蔬

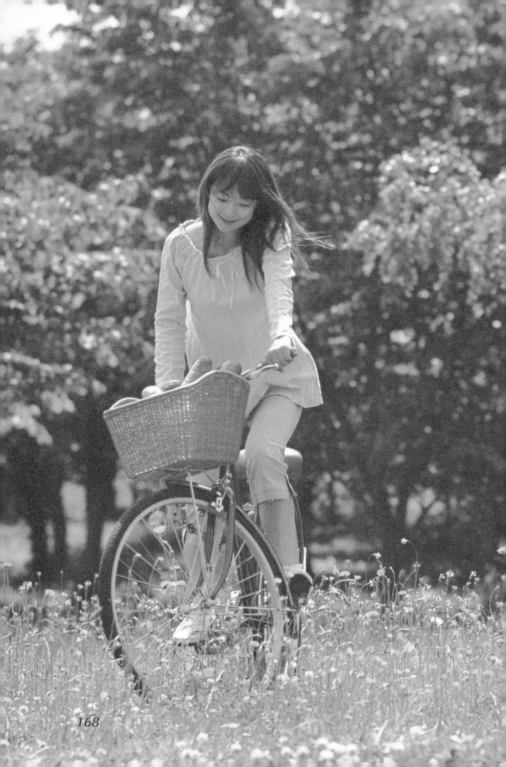

菜、多水果。须严格禁止浓香辛辣调料及烟酒，忌吃油腻冷酸涩食物。

（十七）急性肝炎患者的食物宜忌

1. 宜用食物。急性肝炎患者每天营养素供应量，按中年男性体重 60 千克计算，应摄入主食 300~ 350 克，肉、鱼、肝等 200 克，鸡蛋 1 个或牛奶 200 毫升，蔬菜、水果约 500 克，糖 50 克，烹调用油 25 克以下。选用的食品以新鲜、质软、易消化为主。肉类以牛、鸡、兔肉和水产品为优。非合并肥胖和高血脂的患者，可兼吃动物内脏、鲜奶。主粮应粗细兼用，以获取 B 族维生素和食物纤维，但必须充分煮软，以利消化。蔬菜可选取绿叶菜、西红柿、胡萝卜等。豆荚和豆制品鲜品比干品好。凡成熟而质软的水果都可用。膳食安排应少量多餐，以免加重肝脏的负担。除三餐外，可在午餐前后或睡前进食热牛奶、蛋羹、肉粥、面片等。必须照顾患者嗜好，烹调适口，花样多变，促进食欲。患者食欲减退时，可适当补充些食糖、蜂蜜、葡萄糖等。蛋白质食物对保护和修复肝细胞、维持血浆蛋白水平有重要作用。因此，在饮食中应摄取生理价值高的优质蛋白，以奶类、蛋类、豆浆及其他豆制品最好。

2. 忌用食物。忌食辛辣、油腻食品。饭前忌食甜品，以免影响食欲。如出现水肿或肾功能障碍时，应限制食盐，每日用盐不超过 4 克，进水量为前一天排出的尿量，再加上 100 毫升。应严格禁烟戒酒，忌食生冷肥腻之物。

（十八）慢性肝炎患者的食物宜忌

营养素的基本要求，以高热量、高蛋白、高维生素、低脂肪、易消化的食物为宜，慢性肝炎及肝硬化患者膳食应有充分蛋白质和类脂质以保护肝细胞，使已坏死的细胞恢复和再生，并可以输足够的营养素进入血液，以提高血液渗透压，防止出现腹水，使受破坏的肝细胞复原，改善肝功能。营养食疗以富含蛋白质的食物为主，如鸡、鸭、蛋类、牛奶、瘦肉、猪肝等，同时补充少量脂及和适量的碳水化合物，并要补充足量的维生素，如含有大量维生素的新鲜蔬菜和水果等

### （十九）肝硬化患者的食物宜忌

在食谱中要选择高质量的蛋白质，如鱼肉、鸡肉、鸡蛋、动物瘦肉、动物肝脏、虾、奶及豆制品等。要使患者保持足够的总热量和丰富的维生素，尤其要补充含 B 族维生素的蔬菜。维生素的来源以水果为主，蔬菜因为热量低，体积又大，故不宜多食用，以免影响其他食物的摄入。食物中脂肪过少，不仅会使食物乏味，影响食欲和消化，而且不利于许多重要的生理生化过程的正常进行。可以食用少量的植物油。肝脏患者的糖类饮食要多一些，但要适量，蜂蜜更适合肝硬化患者经常食用。肝硬化伴有脾功能亢进时，往往存在出血倾向，此时应补充凝血性食物，如富含胶质的肉皮冻、蹄筋、海参等。如果血浆蛋白低，伴有贫血现象时，可增加些含铁食物，如运动肝、蔬菜、红枣、桂圆、小豆粥等。出现腹水时，可加用一些利尿食物，如鲤鱼、鲫鱼、羊奶、西瓜汁、冬瓜等。肝硬化患者要注意补充锌，可多吃含锌丰富的食物，如牡蛎仁是含锌最丰富的食物，其他如海味、猪肉、牛肉、鱼肉、蛋、核桃仁、淡菜等也是有效锌的来源。

肝硬化患者的消化能力降低，而且由于静脉回流不畅，食道静脉常常曲张，容易破裂，所以平时宜进软食、流质、半流质饮食，而不宜食用干硬、粗糙等易划伤食道和难以消化的食物。由于肝脏的代谢能力减弱，所以不宜食用含有色素、防腐剂等食品添加剂的罐头食品。

（二十）肝硬化患者的饮食调理

代偿期肝硬化对饮食要求较宽，宜选择富于营养，易消化的食物。过硬、油腻过重的食物，含粗纤维特别多的蔬菜，如韭菜，豆芽等都不宜。此类食物易引起上消化道出血。

失代偿期则因胃肠道充血，消化不良，以柔软，高热量，易消化，少产气的食物为主，每餐约7成饱为宜。无肝性脑病者，每日可给予蛋白质100克左右。少量脂肪和富含维生素、无机盐、微量元素的素食亦可。

代偿期和先代偿期肝硬化均不宜食用有升发性的食物，如公鸡，鲤鱼，卤水豆腐等。忌食酒、霉变食物、生硬、麻辣强刺激食物。

肝硬化患者可辅以下列食疗方法。

（1）山药桂圆炖甲鱼。取山药片30克，桂圆肉15克，甲鱼1只（约500克）。将甲鱼杀死，洗净去杂肠，与山药、桂圆共入锅，加水1000毫升，清炖至烂熟，每日早晚温热服食。

（2）当归炖母鸡。取当归、党参各15克，母鸡1只（约1000克），葱、姜、料酒、盐各适量。将母鸡洗净，当归、党参放入鸡腹内，置砂锅内，加水入调料。砂锅置旺火上煮沸后，改用文火煨至烂，吃肉饮汤。

（3）冬瓜鲤鱼汤。取冬瓜150克，鲤鱼1条。将鲤鱼洗净，冬瓜洗净切块，共入锅中加水煮，吃肉喝汤。

（4）海带荔枝核。取海带50克，荔枝核、小茴香、青皮各15克，共加水煮，每日饮服1次。

（5）枸杞大枣鸡蛋汤。取枸杞子15克，大枣8枚，鸡蛋2只。前2味共煮汤，蛋熟去壳再煮片刻，调味，饮汤食蛋，隔日1次，连服2周。

（二十一）乙肝患者饮食起居宜忌

1. 日常小菜宜食：香菇（隔水炖食，久食不厌）、瘦猪肉、猪腰子、猪羊肚、鸡鸭肫（即鸡、鸭之胃）、白鸽、鲫鱼、沙鱼鲞、昌鱼干、目鱼干、米鱼干、黄鱼干（忌白色小黄鱼）、冬瓜（清盐烧不放油）、黑油冬菜、香菇菜（即青菜）等。可偶食小量花生米或豆制品（豆腐除外）。可食面条、面包、粉干（米制），年糕、玉米、新莲子、红枣、山核桃，偶可食少量当点心。烧菜必用植物油，雨季烧菜多放生姜。

2. 忌食茶叶、烟、酒、方便面、稀饭汤、各种滋补品、饮料、矿泉水、果奶之类（因此类食品有防腐剂，均伤脾损肝）。忌食动肝、酸冷、碍胃之水果如黄桃、李、草莓、柑、橘、梨、香蕉、柚、橙、甘蔗、干鲜荔枝、桂圆、瓜类和糖果、糕饼等甜味食物。忌食油腻食物和油炸品如猪头肉、猪脚、熏鹅、肥鸭、麻油鸭、肥猪肉、酱油肉、油条、油饼、油炸鱼等。忌食各种无鳞鱼，如鳗、泥鳅，以及河鲤、跳鱼等。忌食寒凉食物如白肚鱼、淡水青鱼、白鲢鱼、黄花菜、大白菜、山东菜、紫菜、海带、绿豆芽、豆腐、丁螺、西红柿等。此外,忌冷水淋浴、淋雨、水中作业、劳累过度、饥饱无时。忌房欲、过分恋爱、舞厅、赌场、淫秽书刊、录像等。实践证明，生活习惯、饮食宜忌、房欲之忌和疗效疗程密切相关，能否严尊医嘱是疗效的关键。

3. 禁食引动肝风食物和发物，如鸡、虾蟹类、茄子、咸菜、咸鱼及泥下食物，如盘菜、芋头、蕃薯、春笋、茭白等。

4. 提倡锻炼身体，如早起爬山、太极拳、体操或甩手等轻重适宜的锻炼，忌气功、南拳、长跑。三餐饭后提倡散步，做到饭后散步100步，不可饭后即卧床上。

（二十二）肝炎患者能否吃有刺激性的食物

从中医的角度来看，刺激性食物包括酸、甜、苦、辣味中的食物，酸性食物可引药入肝。中药中的五味子就属酸性，它可引药入肝，降低转氨酶。过去，还曾经流行过米醋治疗肝炎。另外，酸性食物还可增加食欲。因此，肝炎患者可食酸性食物。但肝病合并胃病患者不易食酸性食物。甜性食物可给肝炎患者补充一定的热量，易吸收，有利于肝炎的恢复，在肝炎的急性期，食欲减低，进食甜食是好的。但有些患者过量进食甜食，超过了肝脏代谢的能力，反而加重了肝脏的负担，引起了肝性糖尿病。中医认为苦性食物属寒，可清热解毒。对肝胆湿热型肝病患者进食苦性食物是有益的，但啤酒例外。辣性食物可刺激胃肠，并属热性，因此肝病患者最好不吃。

# 第三节　结束语

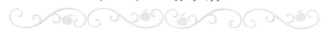

以上已将肝病这一中国人常见疾病的有关知识，向读者们作了较为全面介绍，相信各位会对肝病的发病原理、诊断、治疗、调养等问题有了一个较为清晰的认识。

作为一名医师，笔者不仅希望各位读者能了解这些内容，更期待各位能在与肝病的抗争中，切实贯彻这些内容，并能恢复健康的身体，迈向幸福快乐的人生。

然而，肝病患者首先应了解的是，肝病是一种较为严重的疾病，目前虽然中、西医都对肝病具有一定的治疗效果，但要想根治慢性肝病，尤其是慢性活动性肝炎和肝硬化，都还有不小的难度。随着医学科学的进步和发展，以及医患双方的积极努力，对肝病的疗效将会越来越好。

　　肝病患者首先应了解的是，慢性肝病虽然难治，但却并非不治之症，患者完全不必要过分悲观失望。精神的过度紧张不仅不必要，反而有加重病情的坏处。因此，患者应保持积极乐观的态度，相信科学，配合医生的治疗，严格按照医嘱服药、治疗，注意学习肝病的有关知识。若能如此，完全治愈肝病并非是可望而不可及的事情。

　　鉴于引发肝病的原因繁多，病情复杂，不同的患者会遇到种种不同的问题，本书虽然较为全面地介绍了有关肝病的知识，但难免挂一漏万，很难令所有的患者满意。

　　总之，医生和患者、笔者和读者的目的是一致的，那就是希望能将令人困扰的肝病尽快消除，这一目标的实现，尚需我们的共同努力。